# Chinesische Heilkunst

## von Akupunktur bis Tui Na

Carsten Klemann

# *Chinesische Heilkunst*

von Akupunktur bis Tui Na

Urania

Der Autor: Carsten Klemann ist Medizin-Journalist in Hamburg und erfolgreicher Autor von Ratgebern. Er beschäftigt sich seit Jahren mit der chinesischen Medizin.

Die Schreibweise entspricht den Regeln der neuen Rechtschreibung

**Bei Urania zum Thema erschienen:**

*Bernd Nossack:* Feng Shui für Gesundheit und Erfolg. 128 S., ISBN 3-332-00585-5

*Werner Waldmann, Pat Allin:* Feng Shui für die Wohnung. 64 S., ISBN 3-332-00657-6

*Werner Waldmann, Pat Allin:* Feng Shui für Garten, Balkon und Terrasse. 64 S., ISBN 3-332-00658-4

*Werner Waldmann, Pat Allin:* Feng Shui für das Büro. 64 S., ISBN 3-332-00656-8

*Ilona Focali:* Yoga für eine sanfte Geburt. 128 S., ISBN 3-332-00577-4

*Crista Muth:* Reflexzonentherapie. 144 S., ISBN 3-332-00517-0

**In der erfolgreichen Reihe**
**»Sanft heilen mit Mutter Natur«, jeweils 48 S.:**

*Martina Schnober-Sen:* Gesund und fit mit Kombucha, ISBN 3-332-00522-7

*Karin Pahl:* Gesund und schlank durch Algen, ISBN 3-332-00527-8

*Ernstwalter Clees:* Spannkraft und Lebensfreude durch Fußreflexzonenmassage, ISBN 3-332-00680-0

*Manfred Krames, Martina Schnober-Sen:* Harmonisch und ausgeglichen durch Ayurveda, ISBN 3-332-00702-5

*Klaus P. Waldmann:* Ruhe und Ausgeglichenheit mit Qi Gong, ISBN 3-332-00676-2

*Klaus P. Waldmann:* Entspannung und Gelassenheit mit T'ai Chi Chuan, ISBN 3-332-00678-9

*Klaus P. Waldmann:* Natürlich fit und vital mit Ginseng, ISBN 3-332-00619-3

*Sylvia Aulehla:* Vorbeugen und heilen mit der Kraft des Ginkgo, ISBN 3-332-00616-9

*Ingrid Pfendtner:* Gesund bleiben und genießen: Grüner Tee, ISBN 3-332-00674-6

Die Deutsche Bibliothek – CIP-Einheitsaufnahme
**Klemann, Carsten:**
Chinesische Heilkunst von Akupunktur bis Tui Na / Carsten Klemann. - Berlin : Urania-Verl., 1999
ISBN 3-332-01012-3

ISBN 3-332-01012-3
© 1999 by Urania Verlag in der Dornier Medienholding GmbH, Berlin

Umschlaggestaltung: Behrend & Buchholz, Hamburg
Titelbild: Premium Stock Photography
Zeichnungen: Andreas Rimmelspacher, Thomas Börnchen
Lektorat: Almut Schmitz, Dr. Marianne Jabs
Gestaltung und Satz: Typografik & Design – Ingeburg Zoschke
Druck: Magdeburger Druckerei
Printed in Germany
Gedruckt auf alterungsbeständigem Papier
mit chlorfrei gebleichtem Zellstoff

# Inhalt

# Vorbemerkung

Der chinesische Weg, Krankheiten zu heilen und die Vitalität zu fördern, gehört zu den ältesten in der Geschichte der Menschheit. Moderne Wissenschaftler erkennen den Wert der fernöstlichen Therapien, Selbstbehandlungen und Körperübungen im Wesentlichen an. Gerade weil die chinesische Heilkunde ein anderes Verständnis vom Körper hat als die Schulmedizin, können sich beide hilfreich ergänzen.

Die Ideen, auf denen der chinesische Weg beruht, sind nicht nur für die Behandlungen und Übungen wichtig, sondern auch für das alltägliche Leben wertvoll. So lassen sich mit ihrer Hilfe körperliche und seelische Signale genauer wahrnehmen, man kann das persönliche Dasein besser ausbalancieren. Dieses Buch will hierzu eine Anregung sein. Es werden die Untersuchungsmethoden der chinesischen Heilkunde vorgestellt, die Therapien mit Kräutern, Akupunkturnadeln und Massage sowie die Möglichkeiten, persönlich durch Akupressur, Selbstmassagen, Körper- und Konzentrationsübungen (Qi Gong) das eigene Wohlbefinden zu steigern. Wie die chinesischen Selbstbehandlungen ausgeführt werden, veranschaulichen zahlreiche Übungsanleitungen auf den Seiten 94–139. Diese können jedoch nur einige Eindrücke vom riesigen Repertoire der chinesischen Methoden bieten. Für jeden Interessierten ist die praktische Unterweisung durch eine professionelle Lehrkraft unbedingt empfehlenswert.

Chinesische Therapien wie die Akupunktur wirken bei manchen Beschwerden erfolgreicher als eine schulmedizinische Behandlung. Zum Beispiel machen sie beim Bandscheibenvorfall mitunter eine Operation überflüssig. Sie ersetzen jedoch keine schulmedizinischen Untersuchungen. Bei vielen Organ- oder Gewebeerkrankungen, Infektionen und operationsbedürftigen Leiden ist die chinesische Heilkunde nicht oder nur begleitend zu empfehlen. Eine Entscheidung, was nötig ist, kann aber nur ein Facharzt treffen. Wenn Sie seriöse Therapeuten suchen, die in chinesischer Heilkunde oder Qi Gong ausgebildet sind, finden Sie Kontaktadressen im Anhang des Buches auf den Seiten 140/141.

**Die älteste Heilkunst der Welt …**

**… findet weltweit immer mehr Anhänger.**

# Wozu taugt die chinesische Heilkunde?

Eine der häufigsten Fragen, die sich Menschen gegenseitig stellen, lautet: »Wie geht es Ihnen?« Dies geschieht zwar oft wie eine Routineübung und auch die Antwort fällt häufig oberflächlich aus. Doch wohl jeder, der auf sein Befinden angesprochen wird, fühlt für einen kurzen Augenblick in sich hinein und hält sich seine Situation vor Augen. Für das persönliche Urteil, ob es einem gut geht oder schlecht, können körperliche Faktoren eine ebenso wichtige Rolle spielen wie seelische. Wer um seinen Arbeitsplatz bangt, fühlt sich miserabel, auch wenn er kerngesund ist. Doch ebenso werden sonnige Urlaubstage, die Alltagsstress fern halten, oft schon durch eine leichte Grippe vermiest.

Von absoluten Hochstimmungen oder Tiefpunkten abgesehen, wird die Frage »Wie geht es mir?« meist differenziert beantwortet. Zum Beispiel: Im Prinzip gut, jedoch die Luftfeuchtigkeit setzt mir zu. Wer länger nachdenkt, stößt auf unzählige erfreuliche und unangenehme Seiten in seinem Leben: Die Schreibtischarbeit macht Spaß, führt aber häufig zu Rückenschmerzen. Dem Glück, nicht krank zu sein, steht die Angst vor zukünftigen, ernsten Leiden gegenüber; die Liebe zum Partner ist groß, aber seine Eifersucht ist manchmal unerträglich.

Das »Tagesempfinden« wird mal von positiven, mal von negativen Einflüssen geprägt oder auch von beiden. Weil jeder weiß, dass für das persönliche Befinden die Funktion seiner Organe ebenso entscheidend ist wie materielle Sicherheit, soziale Zufriedenheit, äußere Umstände und die innere Einstellung, käme niemand auf die Idee, stets nur die Anzahl seiner Blutkörperchen oder Pulsschläge pro Minute aufzuzählen, wenn die berühmte Frage gestellt wird. Sie fordert zu einer menschlichen und ganzheitlichen Sicht der Dinge auf.

Diese Sicht prägt das Wesen der chinesischen Heilkunde – sie »denkt« komplex. Über 5000 Jahre versuchten fernöstliche Ärzte, alle Kräfte zu berücksichtigen, denen der Mensch zwischen Himmel und Erde ausgesetzt ist. Sie forschten aber nicht nach Ursachen im Sinne der modernen Naturwissenschaft. Hierin liegen die Stärke und die Schwäche der chinesischen Heilkunde.

Die moderne, westlich geprägte Medizin interessiert sich in erster Linie für die physikalischen und chemischen Prozesse im Körper der Patienten. Zwar werden psychosomatische Zusammenhänge in den letzten Jahrzehnten zunehmend berücksichtigt. Doch auch heute noch zielt die Ausbildung der künftigen Ärzte hauptsächlich darauf ab, nach organischen Störungen zu suchen, wenn jemand über körperliche Leiden klagt. Krankheitsherde werden mit Hilfe aufwändiger Apparaturen, Mikroskope oder Röntgenstrahlen erforscht. Und es wurden große wissenschaftliche Erfolge erzielt: Dank moderner Medikamente – etwa der Antibiotika – sowie der Chirurgie können heute viele Leiden relativ einfach behoben werden, die vor wenigen Jahren noch das Todesurteil für die Betroffenen bedeutet hätten. Wissenschaftler hegen den Ehrgeiz, die biologischen Ursachen jedes Gebrechens zu identifizieren, um technische oder medikamentöse Gegenmittel zu entwickeln. Die Gentechnologie ist in dieser Hinsicht Stichwort Nummer Eins: Durch Eingriffe ins Erbgut sollen Krankheiten verhindert werden, lange bevor sie auftreten können.

Viele Errungenschaften der modernen Medizin sind bewundernswert und niemand will auf sie verzichten. Trotzdem empfinden immer mehr Menschen auch einen Nachteil: eine einseitige Auffassung von Gesundheit und Krankheit. Die »westliche« Medizin hat starke Geschütze gegen Bakterien, Organschwächen und schwere Verletzungen zu bieten. Doch zu punktuell beantwortet sie die Frage, warum ein Mensch

überhaupt zum Opfer eines Leidens wird.

Oft ist die Rede von den Gefahren des Cholesterins, mangelnder Bewegung, Nikotin oder Alkohol. Aber diese Risikofaktoren entstehen oft nur als Reflex auf tiefer liegende Probleme. Wer raucht, leidet vielleicht unter großer Nervosität oder Stress. Er kann sich das Rauchen abgewöhnen und sich vom Zigarettenrauch – einer bekannten Ursache für Krebs – nicht weiter vergiften lassen. Doch die innere Unruhe wird wahrscheinlich fortbestehen und Bluthochdruck oder Herzrhythmusstörungen Vorschub leisten. Auch gegen diese Phänomene gibt es Medikamente. Solange die seelischen Probleme jedoch nicht gelöst sind, werden sie stets neue Angriffsflächen suchen und den Körper in Unruhe versetzen. Ebenso kann sich ein Mensch, der häufig unter Erkältungen leidet, durch die Verwendung von Grippearzneien immer wieder Erleichterung verschaffen. Seine grundsätzliche Anfälligkeit bleibt aber bestehen.

Gute chinesische Heilkundige wollen den Körper nicht wie einen Apparat betrachten, dessen Funktionen ein Eigenleben führen. Vielmehr lässt sich nach ihrer Auffassung das Verhalten von Kreislauf und Organen nicht von den Gefühlen und Gedanken eines Menschen trennen. Und ebenso wenig von der Welt, in der er lebt und die ihn beeinflusst. Obwohl die chinesische Heilkunde Elemente enthält, die fantas-

**Die westliche Medizin heilt viele Leiden …**

**… aber sie fragt nicht, warum ein Mensch leidet.**

tisch anmuten, ist sie im Kern ebenso streng logisch wie die moderne Forschung. Die technischen Mittel, um Zellstrukturen oder Blutbilder zu analysieren, gibt es erst seit kurzer Zeit. Die östlichen Gelehrten des Altertums mussten deshalb ihren Sinnen und ihrem gesunden Menschenverstand vertrauen, um Krankheiten zu verstehen und zu behandeln. Wegen ihres fehlenden Wissens über Hormone oder Molekülstrukturen konnten sie manche Krankheiten nicht so effizient kurieren wie ein Arzt von heute. Doch diese Beschränkung bewahrte sie zugleich davor, zu Fachidioten zu werden, die sich auf kleine Ausschnitte konzentrieren anstatt das große Ganze zu sehen.

**Laotse, Buddha, Konfuzius.**

Im Lauf ihrer langen Geschichte sammelte die chinesische Heilkunde einen reichen Schatz von Wirkstoffen und Therapien, die Krankheiten erfolgreich heilen. Viele Methoden werden inzwischen auch von westlichen Medizinern respektiert. Akupunktur und Akupressur besitzen als Heilmittel gegen chronische Erkrankungen, psychosomatische Leiden, Schmerzen und Süchte in Europa und den Vereinigten Staaten bereits Tradition. Den vorbeugenden und helfenden Effekt von Konzentrations- und Bewegungsübungen wie Qi Gong und Tai Ji Quan belegen zahlreiche Studien. Intensiv erforscht werden die Eigenschaften chinesischer Kräuterheilmittel, die oft verblüffende Linderungen bringen, wo westliche Methoden versagen. Eindeutig überlegen sind die fernöstlichen Praktiken in der Vermeidung von Nebenwirkungen.

## Das taoistische Denken

Es wäre jedoch zu bescheiden, die chinesische Heilkunde nur als eine Sammlung mehr oder weniger nützlicher Rezepturen und Techniken zu betrachten. Denn ihr liegt eine Sicht auf die Welt und den Menschen zu Grunde, die auch gedanklich bereichern kann.

Stark geprägt wurde diese Sicht von der uralten Philosophie des Taoismus. Sie ist im besten Sinne des Wortes »ganzheitlich«, weil sie im Vorhandenen immer schon die Veränderung sieht. Der Taoist versucht die Gesetze der Veränderung – ob im Kosmos oder im menschlichen Körper – zu begreifen, um im Einklang mit ihnen zu leben und zur höchsten Weisheit zu gelangen.

Der Taoismus wird besonders mit dem chinesischen Gelehrten Laotse in Verbindung gebracht. Er soll um die Mitte des letzten vorchristlichen Jahrtausends gelebt haben – ein genaues Geburtsdatum ist nicht bekannt. Laotse ist eine legendäre Symbolfigur der fernöstlichen Weltanschauung, auf ihn berufen sich chinesische Forscher quer durch die Jahrhunderte. In dem berühmten Werk »Tao Te King« sollen die wichtigsten Gedanken von ihm gesammelt sein – obwohl es erst viele Jahrhunte nach Laotses Tod aufgeschrieben wurde. »Tao Te King« bedeutet in etwa »Der Weg zur Stärke«.

Der Taoismus ist aber weder auf eine einzige Person noch auf ein einziges Buch zurückzuführen. Es handelt sich um eine Naturphilosophie, die sich allmählich anhand der Beobachtungen vieler Generationen entwickelte. Dies geschah zudem in kreativer Auseinandersetzung mit zwei anderen fernöstlichen »Denkschulen«: dem aus Indien stammenden Buddhismus und dem Konfuzianismus. Viele Vorstellungen dieser drei Richtungen ähneln einander. Sie beeinflussten gemeinsam die chinesische Medizin. Fernöstliche Gelehrte und Heilkundige hatten eine pragmatische Einstellung: Sie verknüpften Ideen unterschiedlicher Herkunft, wenn es ihnen dienlich erschien – ein weiteres Merkmal des ganzheitlichen chinesischen Denkens.

Anders als Konfuzius – der ein Zeitgenosse Laotses gewesen sein soll – stellten die Taoisten keine moralischen Gebote auf. Sie beobachteten die Kräfte der Natur und wollten wissen, wann diese gedeihlichen oder zerstörerischen Einfluss haben. Diese Fragestellung war der Heilkunde sehr förderlich. Der Kulturhistoriker Manfred Porkert spricht denn auch vom »taoistischen Bewusstsein« der chinesischen Medizin.

Doch Begriffe wie Taoismus sind nur allgemeine Kennzeichnungen. Der lebendige Versuch, mit Erfahrungen umzugehen, lässt sich in keine Schublade stecken. Schon der chinesische Kaiser Shen Nong, der etwa 2000 Jahre vor Laotse gelebt haben soll und als Ahnherr der chinesischen Kräuterheilkunde gilt, soll die Welt in Gegensätzen begriffen haben. Eine Vorstellung, die zu dem berühmten Modell von Yin und Yang (s. S. 13) führte.

Erstaunlich ist, wie treffend viele altchinesische Überlegungen heute erscheinen. Die moderne Wissenschaft nähert sich in vielen Bereichen dem fernöstlichen Denken an: In der Neurobiologie und der Physik wird zunehmend an der Eindeutigkeit von Fakten, Zusammenhängen und Ursachen gezweifelt. Vielmehr scheinen alle Dinge nur durch ihre Beziehung zueinander Bedeutung zu erlangen und unendlich wandelbar zu sein.

## Körperliche und seelische Harmonie selbst erschaffen

Die chinesische Auffassung von Gesundheit besagt: Jeder hat die Chance, durch eigenes Bemühen seine geistigen und körperlichen Kräfte zu steigern, im Einklang mit sich selbst zu leben und so gesund wie möglich zu bleiben. Eine angemessene Lebensweise, spezielle Übungen und die richtige Ernährung sollen verhindern, dass ein Arztbesuch überhaupt nötig wird. Heilkräuter- oder Akupunkturbehandlungen sind nur zwei

**Die Chance, gesund zu sein.**

**Gesundheit beginnt im Kopf.**

Aspekte der fernöstlichen Lehre und müssen von Fachleuten durchgeführt werden. Der chinesische Wunsch aber, an die Wurzeln von Gesundheit oder Krankheit vorzudringen, rückt die Verantwortung jedes Einzelnen für sich selbst in den Mittelpunkt.

Wie bereits erwähnt, ist die chinesische Heilkunde eng mit der taoistischen Philosophie verknüpft. Danach ist Gesundheit kein abgegrenzter Selbstzweck, sondern Teil eines Ideals: Der Mensch soll nach Verhältnissen streben, die seiner Natur am besten entsprechen. Sein Lebensrhythmus soll im Einklang mit den Gesetzen der Natur sein. Zu seinem eigenen und dem Wohl der Umgebung soll er seine Fähigkeiten und Anlagen fördern und verfeinern.

Um diese Vorstellungen in die Tat umzusetzen, entwickelten die Chinesen zahlreiche praktische Mittel und Regeln. Atem-, Konzentrations- und Bewegungsübungen können zu einem verblüffenden Zuwachs an Vitalität führen, ohne körperlich anzustrengen. Auf geistiger wie körperlicher Ebene vermögen sie die Selbstentfaltung zu steigern. Übende lernen Vorstellungskraft und Konzentration einzusetzen, um den Körper zu beeinflussen. Auch die Lösung persönlicher Probleme und innerer Spannungen wird dadurch gefördert. Selbstbehandlungstechniken mit Fingerdruck (Akupressur) oder Massage können Krankheiten vorbeugen, lindern oder heilen.

In der westlich geprägten Welt neigt man leicht dazu, Tipps zur Ernährung oder körperlichen Fitness wie die Gebrauchsanleitung für eine Kaffeemaschine aufzufassen: Wenn die Glieder nach festgelegten gymnastischen Gesetzen bewegt oder dem Körper eine dosierte Komposition von Nährstoffen zugeführt wird, soll Vitalität herauskommen. Die fernöstlichen Ratschläge funktionieren nicht nach diesem physikalischen Weltbild. Sie stellen weniger Anforderungen an den Körper als an den Geist. Wer beim Qi Gong mit Herz und Sinnen bei der Sache ist, hat den größten Erfolg bereits errungen. Ebenso geht es bei der Ernährungslehre mehr um eine bekömmliche Einstellung gegenüber Lebensmitteln als um Diät. Theorie und Praxis der chinesischen Heilkunde gehen nahtlos ineinander über. Von lebendigen Ideen im Kopf hängt es ab, wie die Anwendungen wirken.

# Yin und Yang oder: die Kunst, Balance zu halten

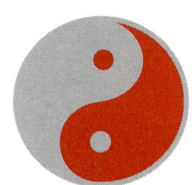

Die Ideen der chinesischen Heilkunde sind auch für uns europäisch geprägte Menschen zu verstehen, weil sie auf Erfahrungen beruhen, die jeder selbst machen kann. Wem ist nicht schon aufgefallen, dass sich alles in der Welt in einem ewigen Auf und Ab bewegt? Auf den hellen Tag folgt die dunkle Nacht, Aktivität wird von Erschöpfung abgelöst und überschwängliche Begeisterung von innerer Einkehr. Die Welt besteht aus Gegensätzen, die in Wellenbewegungen ineinander übergehen. Ein Sportler läuft sich langsam warm, bevor er über den Platz spurtet und seinen Körper zu Höchstleistungen bringt. Maximale Leistung ist ihm nur über einen begrenzten Zeitraum gewährt – dann verlangt der Organismus nach einer Erholungspause. Bekommt er sie nicht, reagiert er mit Seitenstechen, Muskelkrämpfen, Atemnot oder Ohnmacht. Spielend leicht lassen sich Aufgaben lösen, wenn man viel Energie besitzt. Doch jede Energiekurve ebbt ab und reduziert sich irgendwann auf ein Minimum – den Schlaf. Folglich liegt auf der Hand, dass Aktivität und schöpferisches Tun im richtigen Verhältnis zu Ruhe und Entspannung stehen sollten, damit das Leben harmonisch abläuft.

Wer seine Kräfte überfordert, schadet sich. Wer aber zu viel rastet, rostet.

Die Taoisten bezeichnen die gegensätzlichen Pole, zwischen denen sich die Welt bewegt, als Yin und Yang. Passive und entspannende Zustände werden Yin genannt. Alles, was vital, vorwärtsdrängend oder kreativ ist, gehört hingegen zu Yang. Wärme und Helligkeit sind ebenfalls Yang, weil beide von aktiver Energie hervorgerufen werden. Ebenso emporsteigende Bewegungen – zum Beispiel, wenn der Saft eines Baumes nach oben fließt, ein Flugzeug startet oder die Sonne aufgeht.

Umgekehrt umfasst Yin kühle, dunkle, absinkende oder fallende Phänomene. Auch Lebensmittel können auf Grund ihrer energetischen Qualität in eine der beiden Kategorien eingeteilt werden. Die Tabelle auf Seite 14 fasst die wichtigsten Eigenschaften von Yin und Yang zusammen.

Man nennt Yin auch das weibliche und Yang das männliche Prinzip des Kosmos. Das bedeutet keine direkte Zuordnung der jeweiligen Eigenschaften zu den Geschlechtern. In der chinesischen Philosophie wird Yin als das überlegene Element angesehen. Die Aktivität und das schöpferische Wachs-

**Das Leben besteht aus einer Folge ...**

**... von notwendigen Gegensätze.**

|  | **Yin** | **Yang** |
|---|---|---|
| Phänomene: | Wasser, Sonnenuntergang, Nacht, Tal, Regenwolken | Feuer, Sonnenaufgang, Mittag, Gipfel |
| Eigenschaften: | kühl, dunkel, innerlich, langsam, schwer, nachgiebig, sinkend, weich, elastisch, schwach, aufnehmend, versorgend, leise, ruhig, dienend | warm, hell, äußerlich, voran- und emporstrebend, hart, übermächtig, erzeugend, laut, aktiv, fordernd |
| Verhalten: | fürsorglich, zurückhaltend, demütig, einfühlsam, besorgt, nachdenklich, abwartend, sanftmütig | zielbewusst, ehrgeizig, schöpferisch, aggressiv, befehlend, dynamisch, kategorisch |

**Jeder von uns hat beides in sich: Yin und Yang.**

tum von Yang sind nur möglich, wenn ihnen durch die nährenden und empfangenden Eigenschaften von Yin der Boden bereitet wird.

Jeder Mensch wird sowohl von Yin- als auch von Yang-Tendenzen geleitet. Unsere offensiven Seiten lassen sich nicht von den eher verhaltenen trennen. Langeweile ist zum Beispiel eine Situation, in der Yin die Vorherrschaft hat. Unter ihr leidet man jedoch, weil Yang-Impulse fehlen: Tatkraft, Ideen, Eifer. Nur weil ein Bedürfnis nach sinnvoller Beschäftigung existiert, aber nicht befriedigt wird, lässt sich Langeweile überhaupt empfinden. Ein umgekehrtes Beispiel: Ein sehr extrovertiertes, großmäuliges Auftreten ist Yang und wird von den Mitmenschen oft als unangenehm angesehen. Zu ihrem Urteil gelan-

gen sie jedoch, weil sie Yin-Eigenschaften wie Sensibilität vermissen.

Das Yin-Yang-Zeichen veranschaulicht die gegenseitige Abhängigkeit der Kräfte, die im Kosmos genauso wie im menschlichen Körper walten. Der graue »Tropfen« des Zeichens illustriert Yin. Es wird symbolisch auch als Wasser bezeichnet. Denn genau wie das Wasser ist der Charakter von Yin schwer, stetig fließend, kühlend und nährend. Der rote Yang-Tropfen lässt sich hingegen ähnlich wie das Feuer verstehen: aufzüngelnd, wärmend und hell.

Wo das Feuer im Zeichen zunimmt, nimmt das Wasser ab. Man könnte auch sagen, das Feuer verdampft das Wasser. Und wenn das Wasser bauchig anschwillt, wird das Feuer verdrängt oder gelöscht. Beim Betrachten des Yin-

Yang-Zeichens fällt auf, dass im roten Teil ein Wasserpunkt sitzt und im grauen Teil ein Feuerpunkt (s. S. 13). Das macht bewusst, dass selbst in den feurigsten Augenblicken Yin auf der Lauer liegt und bald das Zepter wieder übernehmen muss. Außerdem ist der Yang-Sprint eines Sportlers nur möglich, wenn seine Muskeln von Yin genährt werden. Zwar sind im Leben mal eher die aktiven, progressiven und mal eher die erhaltenden, konservativen Strömungen bestimmend. Doch sie bauen aufeinander auf und könnten allein nicht existieren.

Die verblüffend einfache, aber weit reichende Philosophie des stetigen Wandels lässt sich in allen erdenklichen Bereichen nachvollziehen, in Partnerschaften, dem Wechsel der Generationen, der Astronomie oder der Geschichte. Nichts in der Welt ist eindeutig oder ewig festgelegt. Aber alles steht miteinander in Verbindung und beeinflusst sich. Wichtig zu verstehen ist auch, dass die Begriffe Yin und Yang keine Stempel sind, die man den Dingen einfach aufdrücken kann. Wenn die Beine zur Flucht dienen, um Schutz vor einer Feuersbrunst zu finden, sind sie im Verhältnis zur stärkeren Macht Yin. Wenn sie siegreich eine Ziellinie überspringen, zeigen sie offensive Yang-Qualität gegenüber den Gegnern. Die Einschätzung aller Vorgänge und Dinge beruht auf den Rollen, die sie aktuell spielen.

## Wann kommt es zu Beschwerden?

Seelische oder körperliche Leiden haben stets einen einfachen Grund: Es findet kein angemessener Austausch von Yin und Yang statt oder keine harmonische Verwandlung des einen Zustandes in den anderen. Wenn das Herz eines Menschen, der zur Bushaltestelle eilt, rasch pocht, zeigt es Yang-Aktivität. Diese sollte in ruhigere Yin-Bahnen übergehen, wenn er im Bus Platz nehmen kann. Schlägt das Herz jedoch unablässig nervös, ist die harmonische Wellenbewegung von Yang zu Yin gestört.

Die Ursachen für die Störung können vielfältig sein. Vielleicht liegen sie im Körper selbst, weil Organe nicht richtig arbeiten. In diesem Fall geht die chinesische Medizin beispielsweise davon aus, dass der Organismus die Neigung entwickelt hat, zu viel oder zu wenig Energie umzusetzen. Dafür können auch seelische Faktoren die entscheidende Rolle spielen. Möglich ist auch, dass extreme klimatische Bedingungen einen in sich gesunden Organismus durcheinander bringen. Zu viel Kälte (Yin) oder zu viel Hitze (Yang) von außen wirken sich auf die körpereigene Energie aus, können Vorgänge »erstarren« oder »überkochen« lassen.

Das Yin-Yang-Muster ist eine hervorragende gedankliche Hilfe, um Schwachpunkte im persönlichen Leben

**Wenn der Austausch gestört ist ...**

**... gibt es Schwachpunkte in unserem Dasein.**

## Übermäßige Yin-Prägung

| | |
|---|---|
| Seelische Auswirkungen: | allgemeine Antriebsschwäche und Lustlosigkeit, die Arbeit erscheint wie eine graue Fron, wenig Neigung zu gesellschaftlichen Kontakten und Kommunikation, Langeweile, hohes Schlafbedürfnis, vermindertes sexuelles Verlangen |
| Körperliche Auswirkungen: | innere Kälteempfindungen, kalte Hände und Füße, Abneigung gegen Kälte, schwacher Blutdruck, blasse Gesichtsfarbe, fahle Haut, eher gebeugte Haltung, glanzlose Augen, unsicheres Auftreten, schwache, vorsichtige Bewegungen, Durchfall, heller Urin |
| Ernährungstendenzen: | Appetitlosigkeit, Neigung zu leichter Kost |

## Übermäßige Yang-Prägung

| | |
|---|---|
| Seelische Auswirkungen: | Rastlosigkeit, Nervosität, Verhalten eines »Workaholic«, Reizbarkeit, Aggressivität, selbstherrliches, arrogantes Benehmen, geringe Bereitschaft, anderen zuzuhören, Egoismus, übertriebener Ehrgeiz |
| Körperliche Auswirkungen: | Hitzewallungen, gerötete Gesichtsfarbe, Bluthochdruck, Abneigung gegen Hitze, polterndes, grobes Auftreten, heftige Bewegungen, Völlegefühl, Verstopfung, eher dunkler Urin |
| Ernährungstendenzen: | Heißhunger, ausgeprägter Konsum von fettreichen, tierischen und scharf gewürzten Speisen |

zu entdecken und zu begreifen. Denn immer besteht die Gefahr, dass die Lebensumstände, die Gewohnheiten, die Ernährung oder Empfindungen einen zu starken Einfluss des einen oder anderen Pols bewirken. Oft liegt es in unseren eigenen Möglichkeiten, Disharmonien auszugleichen. Dadurch kann Unzufriedenheit und körperlichen Problemen vorgebeugt werden. Die Tabelle auf Seite 16 zeigt Symptome einer übertriebenen Yin- oder Yang-Prägung. Unabhängig von den Ursachen geben sie Aufschluss darüber, zu welchem Extrem der Körper tendiert.

Yin und Yang entfalten sich natürlich in unendlichen Abstufungen und Kombinationen. Die Übergänge sind fließend. In unterschiedlichen Stimmungen oder Lebensbereichen wird jeder Mensch mal von der einen, mal von der anderen Strömung geleitet. Verantwortlich dafür sind seine Neigungen, Anlagen und seine Umgebung. Das vollkommene Gleichgewicht ist unerreichbar, alle Wesen besitzen Ecken und Kanten. Vorsicht ist nur vor kritischen Extremen geboten. Eigenheiten sollten das Ruder nicht so heftig in eine Richtung reißen, dass sie schließlich das Boot auf falschen Kurs bringen. Bedeutsam ist, in der Summe aller Faktoren den richtigen Weg zu steuern: Bläst kräftiger Wind von links, müssen die Segel geschickt gesetzt werden, um nicht ins Schlingern zu geraten. Eine Flaute lässt sich durch Muskelkraft ausgleichen –

und wer zu wenig von ihr besitzt, sollte besser einen Außenbordmotor mitnehmen.

Selbstdiagnosen sind natürlich problematisch. Symptome wie die oben beschriebenen helfen Ärzten, ein Leiden einzugrenzen. Für Laien, die sich mit chinesischer Medizin beschäftigen, ist es nützlich zu wissen, dass sich Beschwerden oft auf unterschiedlichen Ebenen widerspiegeln. Ein seelisches Problem, eine Organschwäche oder eine unvernünftige Lebensweise können sich in der Häufigkeit des Wimpernschlages, in der Atemfrequenz oder der Transpiration niederschlagen. Viele irritierende Phänomene lassen sich leicht abtun, wenn sie das Leben nur wenig beeinträchtigen. Kehren sie jedoch regelmäßig wieder, ist es ratsam, ihnen nachzugehen.

**Nur der Wandel ist stetig.**

**Extreme schaden.**

# *Die Suche nach der Mitte*

**Sein Leben aufbauen wie ein Haus.**

Das harmonische Gleichgewicht des Körpers und der Seele ist mit der Statik eines Hauses vergleichbar. Dach und Balkone dürfen nicht zu schwer für tragende Elemente wie Mauerwerk und Säulen sein. Entscheidend ist eine optimale Abstimmung aller Kräfte. Sind die einen nicht zu stark oder zu schwach für die anderen, ist das Haus stabil.

Das Beispiel zeigt: Es ist weniger wichtig, ob wir Bärenkräfte oder eine zarte Konstitution besitzen. Eine Gartenlaube kann ebenso meisterhaft konstruiert sein wie ein Hochhaus. Manche Menschen müssen ehrgeizige Ziele verwirklichen, um glücklich zu sein, anderen geht es in einem beschaulichen Dasein nicht weniger gut. Es kommt einzig darauf an, ob die Bedürfnisse der individuellen Natur befriedigt werden. Deshalb lässt sich nicht einfach sagen, wie viel Sport jeder Mensch treiben muss, um gesund zu bleiben, was er essen und wie er seine Zeit einteilen soll. Jedes Wesen besitzt seine einzigartigen Regeln, denen nicht durch starre Normen Genüge getan wird. Gelingt es, die Organe weder zu schwächen, noch zu unterfordern, können sie ihre Aufgaben am besten erfüllen. Im ausgeglichenen Zusammenspiel verteilen und regene-

rieren sie die Energie ungestört – die beste Voraussetzung für Wohlbefinden und Schutz gegen Krankheiten.

Auch für das Seelenleben gilt das Prinzip des harmonischen Ausgleichs. In den traditionellen chinesischen Werken werden sieben Emotionen unterschieden: Freude, Wut, Ärger, Schwermut, Trauer, Angst und Furcht. Sie gehören zur Natur des Menschen. Sie bedrohen aber sein Gleichgewicht, wenn sie zu heftig ausfallen. Selbst die Freude ist im Übermaß schädlich.

Es wurden bereits Symptome beschrieben, die auftreten können, wenn Yin oder Yang aus den Fugen geraten. Die ureigene Störanfälligkeit bestimmt, ob wir Einflüsse gut verkraften oder ob sie unsere »Chemie« durcheinander bringen. Manche Menschen erkennen nicht, dass ihnen die Klimaanlage Kopfschmerzen bereitet, weil die Kollegen prima mit der künstlichen Raumatmosphäre zurechtkommen. Ob die Ursache des Leidens im technischen Apparat oder im Betroffenen selbst liegt, lässt sich kaum sagen. Beide Faktoren bereiten abhängig voneinander einem energetischen Einfluss seinen Weg. Selbst das Symptom Kopfschmerz ließe sich für chinesische Ärzte nicht von den Auslösern trennen: Er gehört zum Gesamtgemälde und zeigt, wie Energie sich immer weiter transformiert.

Zu welchen Reaktionsmustern Yin-Yang-Disharmonien führen können, zeigen folgende Beispiele:

● In Wohnung oder Büro ermüden die Augen leicht, unerklärliche Mattigkeit und Konzentrationsschwäche machen zu schaffen. In anderer Umgebung gibt es diese Probleme nicht.

Für die Störung ist ein übermäßiger ermüdender Yin-Einfluss verantwortlich. Eines der Attribute von Yin ist Dunkelheit. Eventuell sind die Räume schlecht beleuchtet. Eine Besserung kann eintreten, wenn für mehr Helligkeit (Yang) gesorgt wird. Wohn- und Arbeitsräume sollten möglichst gen Süden ausgerichtet werden, um in den Genuss des Sonnenlichts zu gelangen. Lampen dürfen weder zu grell noch zu matt leuchten und keine starken Hell-Dunkel-Kontraste im Zimmer aufwerfen. Das direkte Arbeitsfeld soll nicht dunkler als die übrige Umgebung erscheinen.

● Im Gespräch wippt das Bein oft nervös auf und ab, vom Anliegen der Partnerin oder der Arbeitskollegen behält man nur wenig, oder man schlägt unvermittelt andere Themen an.

Das nervöse Wippen des Beins deutet auf einen Überschuss aktiver Yang-Energie hin. Die mangelnde Fähigkeit zuzuhören zeigt zudem, dass zu wenig Yin vorhanden ist. Denn Yin steht für die Fähigkeit aufzunehmen und zu speichern. Der Grund für das Ungleichgewicht können Unzufriedenheit mit dem Job oder mit der Partnerschaft sein. Solange sie nicht gelöst sind, herrschen eine übermäßige innere Anspannung und die Unfähigkeit, sich auf die aktuelle Situation einzulassen.

● Es besteht eine Vorliebe für deftige Speisen, die rasch verschlungen werden, ohne ihren Geschmack wirklich wahrzunehmen. Zugleich treten Völlegefühl und Verstopfung auf.

Auch hier herrscht Yang im Übermaß. Innere Unruhe verlangt nach kräftiger, kalorienreicher Kost. Die Gier (Yang) ist viel stärker als die Fähigkeit zu genießen (Yin). Die abführenden Kräfte des Körpers sind völlig überfordert. Ein westlicher Mediziner würde in diesem Fall Verdauungsbeschwerden konstatieren und auch zu einer gesünderen Ernährung raten. Aus traditioneller chinesischer Sicht wäre zu überlegen, woher der Yang-Einfluss stammt, der zum ungezügelten Essverhalten führt. Ein Organ und/oder ein psychischer Faktor scheinen übertrieben aktiv zu sein.

**Wo liegen die tiefen Ursachen eines Leidens?**

## Checkliste

Anhand vieler Zeichen und Symptome lässt sich die persönliche Situation entziffern und bewusst machen. Eine Checkliste kann dabei hilfreich sein:

— Neigt der Körper zu unerklärlichen Hitzewallungen?

— Herrschen trotz normaler Außentemperatur häufig Kältegefühle vor?

— Zeigt das Gesicht außergewöhnliche Blässe oder ist es häufig rot, weil das Blut in den Kopf steigt?

— Kommt es oft zu Schweißausbrüchen, obwohl der Körper nicht angestrengt wurde?

— Setzt nach der Beendigung konzentrierter Arbeit wohl tuende Entspannung ein oder verfolgen aufgeregte Gefühle bis in den Schlaf?

— Quälen häufig Hungergefühle, obwohl die letzte Mahlzeit nicht weit zurück liegt, oder muss man sich im Gegenteil zum Essen zwingen?

— Machen Herzklopfen und Kurzatmigkeit Probleme?

— Gibt es wiederkehrende Druckgefühle in Brust, Bauch, Kopf oder anderen Körperpartien? Oder Schmerzen, taube Empfindungen und Juckreiz?

**Wann sollte man die chinesische Heilkunde nutzen?**

Alle beschriebenen Merkmale sind Anzeichen für einen gestörten Yin-Yang-Haushalt. In jedem Fall ist es ratsam, einen Mediziner aufzusuchen. Therapien der Traditionellen Chinesischen Medizin bieten sich vor allem dann an, wenn

● für Störungen keine eindeutigen organischen Ursachen gefunden werden können

● moderne medizinische Mittel unzureichend erscheinen beziehungsweise keine Wirkung zeigen

● chinesische Heilmethoden – wie etwa die Akupunktur – wahrscheinlich leichter und nebenwirkungsfreier zum Erfolg führen als eine pharmazeutische Behandlung.

Die aufgelisteten Symptome können auch psychisch bedingt sein und zum Beispiel von zu viel Stress oder einer mangelhaften Fähigkeit zeugen, das Leben den eigenen Bedürfnissen entsprechend zu gestalten. Die chinesische Medizin trennt wie gesagt nicht zwischen seelischer und organischer Gesundheit: Scheinen Körperfunktionen durch eine psychische Disharmonie beeinträchtigt zu sein, versucht sie, deren Einfluss durch Kräuter- oder Akupunkturtherapien zu lindern. Guten chinesischen Ärzten ist aber klar, dass die Beschwerden immer wieder auftreten werden, solange etwa unbewältigte Erfahrungen oder Probleme im sozialen und beruflichen Bereich nicht gelöst sind. Diese Lösungen werden sie ihren Patienten aufgeben. Übungen wie das Qi Gong können der Seele zu mehr Klarheit und Stärke verhelfen. Gegebenenfalls kann man sich psychotherapeutische Hilfe holen, um tief sitzende Probleme zu überwinden.

## Konflikte verstehen, um sie zu lösen

Es ist aufschlussreich, soziale Beziehungen und persönliche Verhaltensweisen anhand der Yin-Yang-Philosophie zu entschlüsseln. Nicht selten werden dabei Selbsttäuschungen offenbar oder überraschende Auswege aus einer problematischen Situation. Die chinesische Philosophie sagt ja: Nichts im Leben hat seinen festen Platz. Alles wird durch aktuelle Perspektiven bestimmt und verändert sich mit ihnen. So erscheint dasselbe Glas einem bescheidenen Betrachter halb voll und einem sehr durstigen halb leer. Schwierig ist nur, die Relativität persönlicher Denkmuster, Einstellungen und Lebenssituationen zu erkennen. Durch die subjektive Brille erscheint vieles wie zementiert und schicksalsbestimmt. Mit etwas Abstand können wir jedoch erkennen, dass die eigene Rolle im Berufs- oder Privatleben im Raum zwischen den selbstgeschürten und den fremden Kräften entsteht. Werden Yin und Yang neu dosiert, verändert sich der Raum. Das Yin-Yang-Schema lässt sich wie eine abstrakte Instanz oberhalb des eigenen Horizonts anwenden. Dann heißt es nicht mehr: Ich bin zur Einsamkeit verdammt, sondern: Passives Yin bestimmt mich im Übermaß – so wird es weitergehen, solange ich nicht durch aktives Yang-Verhalten nach Ausgleich strebe.

### Wie erscheinen berufliche Aufgaben durch die »Yin-Yang-Brille«?

- Ein schwierige, zeitaufwändige Tätigkeit ist Yang. Bei gutem Leistungsvermögen und Enthusiasmus ist das persönliche Yang stark genug, um einen harmonischen Ausgleich mit dem »Yang der Aufgaben« herbeizuführen.

- Wirkt der Beruf hingegen wie eine bedrohliche Macht oder eine mühselige Plage, überfordert er das persönliche Yang. Die Kräfte werden aufgezehrt. Yin-Eigenschaften sind übersteigert gefragt: Opferbereitschaft, Demut, Pflichtbewusstsein.

**Innen und außen bestimmen unser Dasein.**

● Häufige Langeweile, Gefühle der Öde und Unterforderung sind Yin. Das kreative Yang wird zur Tatenlosigkeit verdammt. Auch hier herrscht ein Ungleichgewicht der beiden Strömungen.

**Was ist Eifersucht?**

Wie stellen sich die Beziehungen zu anderen Menschen dar, wenn man sie mit den Begriffen von Yin und Yang umschreibt?

● Wer in sich hineinspürt, merkt intuitiv, ob das eigene Verhalten eher von Yin oder von Yang geprägt ist. Yang-Typen reden viel und werden nervös, wenn andere das Wort ergreifen. Yin-Typen sind beeindruckbar und konzentriert. Leichte Verführbarkeit und Furcht vor anderen zeigen einen übertriebenen Yin-Einfluss.

**Die Mitte finden – leichter gesagt als getan.**

In unzähligen Büchern über Partnerschaftsprobleme werden letztlich immer wieder die Yin-Yang-Muster zwischen Paaren abgehandelt. Der Wunsch nach Selbstentfaltung ist – im Verhältnis zur Geborgenheit einer Ehe – Yang. Eifersucht ist einerseits ein Yin-Faktor, da sie von Abhängigkeit zeugt. Sie kann jedoch Yang zur Folge haben, wenn sie aggressiv und besitzergreifend in das Leben des anderen eingreift. Ein solches Phänomen wird »Yang im Yin« genannt.

## Zwischen Angst und Aktionismus

Seelische Yang-Defizite machen sich durch Gefühle der Leere, des »Zurückgedrängt-Werdens« und der Orientierungslosigkeit bemerkbar. Bei Yin-Defiziten ist eine entfesselte Aktivität zu beobachten, die nichts mehr bedeutet, sobald sie vorüber ist. Es besteht die Gefahr, den Kontakt zu den Mitmenschen zu verlieren, weil nur noch das eigene innere Feuer zählt. Wer selbst zum »Seismografen« seiner Yin-Yang Impulse wird, kann rechtzeitig eingreifen.

● Eine Yang-Macht steht bedrohlich gegenüber und scheint die eigenen Kräfte zu lähmen oder abzusaugen – hier können Ängste, etwa vor Krankheit oder Tod, Arbeitslosigkeit oder Einsamkeit eine Rolle spielen. Ob Konsequenzen sinnvoll sind, hängt davon ob, wie heftig oder häufig diese Empfindung das Wohlergehen beeinträchtigt. Wer in einer wenig zukunftsträchtigen Branche arbeitet, kann sich zum Beispiel für Fortbildung oder Umschulung entscheiden. Bei diffusen Sorgen um die Gesundheit empfiehlt sich ein Besuch beim Arzt.

● Ein machtvolles, gefräßiges Yang ist im Innern spürbar. Es treibt an, ohne innezuhalten, und genügt sich selbst – unter dieses Muster fallen leidenschaftliche, enthusiastische Phasen, aber auch blinder Eifer und rastlose Hektik. Viele Menschen leiden unter Arbeitssucht, die als Flucht vor dem eigenen Ich, Angst vor Intimität und innerer Leere entsteht. Geborgenheit und seelischer Rückhalt – Eigenschaften des empfangenden Yin – kommen zu kurz.

Wer im offensiven Eifer nicht nach links oder rechts schaut, sollte ebenso auf der Hut sein wie Personen mit einer schicksalsergebenen Haltung. Ein Chef, für den nur die eigenen Meinungen und Befehle zählen, wird irgendwann scheitern. Aber auch wer niemals seine Interessen wirklich wahrnimmt, verpasst sein Lebensglück. Mit der Richtschnur von Yin und Yang lässt sich vermeiden, in Augenblicken des Triumphs selbstgefällig und blind für die Belange anderer zu werden. Sie hilft, über den engen Horizont der aktuellen Wahrnehmung hinauszublicken.

Wird versäumt, die beiden Leitmotive des Daseins zu regulieren und auszugleichen, verschaffen sie sich selbst ihr Recht. Sehr drastisch kann übersteigerte Yang-Aktivität mit einem Herzinfarkt enden, der oft Folge eines stressreichen Arbeitslebens ist. Stetige Überforderung führt hierbei plötzlich zu einem Umschwung: Der Organismus reagiert mit extremem Yin – dem völligen Stillstand, dem Kollaps.

Den Wandel zwischen Yin und Yang zu verhindern ist unmöglich. Weise handelt, wer das kosmische Gesetz akzeptiert und versucht, mit ihm im Einklang zu leben. Denn sonst werden wir zu seinem Opfer. An vielen Beispielen lässt sich beobachten, wie leicht man zum Spielball wird, wenn sich extreme Tendenzen unwillkürlich durch ihr Gegenteil ausgleichen.

Ernste seelische Probleme, die nicht gelöst werden, können den gesamten Alltag mit einer zunehmend verzweifelten, depressiven Stimmung infizieren (Yin). Oft wird sie jedoch von rauschhaft euphorischen Gemütslagen unterbrochen. Die Betroffenen sind Sklaven der extremen Gefühlsschwankungen und unfähig, die Realität zu kontrollieren.

Jeder wird das beschriebene Phänomen im Kleinen schon bei sich selbst festgestellt haben: Scheint der Kopf durch einen sorgenvollen Gedanken gefangen, folgt oft urplötzlich ein »Befreiungsschlag«, der die Angelegenheit überraschend harmlos aussehen lässt. Dieser »Yang-Ausschlag« ist hilfreich, um den Horizont zu erweitern und zwischen den Extremen einen realistischen Ausweg zu finden. Aus These und Antithese folgt Synthese. Anders ergeht es etwa einem Menschen, der unter Hemmungen leidet und seinen Konflikt nicht abbaut. Zurückhaltung und Demut anderen gegenüber können unvermittelt in Selbstherrlichkeit und Aggressivität umschlagen.

Auch Alkohol- oder Drogenkonsum bei psychischen Problemen zeugt von

**Schwanken zwischen Depression und Euphorie …**

**… ist ein ernstzunehmendes Signal.**

dem Drang, das fehlende Yang künstlich auszugleichen.

Konflikte zwischen Yin und Yang sind natürliche Lebenserfahrungen. Sie rufen zu Kreativität und Fortschritt auf, um immer wieder neue gedeihliche Balancen zu finden. Nur wer die Signale ignoriert, läuft Gefahr, den Boden unter den Füßen zu verlieren.

## Ratschläge für eine harmonische Lebensgestaltung

**Die Deutungen des I Ging …**

Die Frage, wie ein Leben im Einklang mit dem »kosmischen Gesetz« möglich sein kann, ist ein wesentliches Thema der klassischen chinesischen Literatur. Das »I Ging« – das etwa dreitausend Jahre alte Buch der Wandlungen – beschreibt poetisch, mit welchen Einflüssen sich jeder Mensch im Leben auseinander setzen muss. Hintergrund ist die Vorstellung, dass vielfältige Kombinationen von Yin und Yang möglich sind, die jeweils ein aktuelles Daseinsmuster ergeben. Diese Muster werden durch sechs Striche ausgedrückt: Unterbrochene Linien stehen für Yin, durchgehende für Yang. 64 Kombinationen sind möglich. Sie zeigen zum Beispiel, ob eine augenblickliche Situation sehr riskant und von Sorglosigkeit geprägt ist oder ob es an Mut und Entscheidungskraft fehlt. Ebenso finden sich natürlich günstige Zustände. Das Buch

**… faszinieren Laien und Gelehrte bis heute.**

der Wandlungen prognostiziert zudem, wie sich die aktuelle Lage wahrscheinlich verändern wird. Dies wird durch ein neues Muster ausgedrückt. Wer zum Beispiel den Gipfel eines Erfolges erklommen hat, muss sich auf den Abstieg vorbereiten.

Die 64 Strichmuster des I Ging wurden über die Jahrtausende von Gelehrten entschlüsselt und kommentiert. Für den Leser ist schon die bloße Lektüre eine Inspiration, die eigene Position klarer zu sehen und seine Pläne zu prüfen. Darüber hinaus ist das I Ging als Orakel nutzbar. Hierzu werden Schafgarbenstängel gezogen oder Münzen geworfen. Beim Wurf der Münzen – so die Idee – setzen wir Energie frei, die unserer seelischen Verfassung und Beziehung zur Umwelt entspricht. Wenn die Münzen sechsmal gefallen sind, werden Kopf oder Zahl jeweils mit Yin oder Yang gleichgesetzt. Hieraus ergibt sich unser aktuelles Wandlungsmuster.

Der berühmte Psychologe C. G. Jung hat das esoterisch anmutende Verfahren sehr geschätzt. Ihm erschien es logisch, dass psychische Energien transformiert und physisch ausgedrückt werden können.

Planeten ebenso wie Grashalme werden nach der Vorstellung Laotses von den allumfassenden Gesetzen des Tao regiert. Das Kleine ist ein Abbild des Großen und umgekehrt. Eine Handlung, die in diesem Augenblick geschieht, ist eingebettet in die gesamte

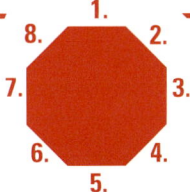

1. Man hüte sich vor Eitelkeit und Selbstgefälligkeit. Wer nicht sich selbst, sondern den Dienst an einer Sache wichtig nimmt, erlangt eine tiefere Zufriedenheit und schützt sich vor Verirrungen.

2. Man behalte stets im Auge, dass jedem Aufschwung ein Abstieg folgt. Wer nur sein momentanes Glück sieht, kann sich nicht für schlechtere Zeiten wappnen.

3. Man lasse eigennützigen und egoistischen Trieben nicht freien Lauf. Wer auf Kosten anderer lebt, schafft ein Ungleichgewicht, das sich irgendwann gegen ihn selbst wendet.

4. Man halte in allen Dingen Maß. Ob bei der Arbeit, beim Sport, beim Essen oder im Sexualleben. Ein vielseitiger und ausgeglichener Lebensstil stärkt das Wohlbefinden.

5. Man kontrolliere seine Emotionen und Leidenschaften und lasse nicht zu, dass sie einen überschäumend in Extreme reißen oder die Vernunft benebeln.

6. Man jage keinen Zielen wie Macht, materiellem Reichtum oder Ruhm hinterher. Eine Fixierung auf diese Dinge macht es unmöglich, die echten Bedürfnisse der Seele zu erkennen und zu befriedigen.

7. Man sei im Umgang mit anderen großmütig und nachsichtig. Wer Schwächere demütigt oder sich über andere erhebt, verkennt, dass auch seine Leistungen stets überboten werden können. Wer weiß, dass Stärken immer relativ zu betrachten sind, schützt sich vor Größenwahn oder Missgunst. Es ist wichtig, die persönlichen Möglichkeiten optimal zu entfalten – der Vergleich mit anderen führt in die Irre.

8. Man schütze sich vor Einbildungen und Vorurteilen. Gefährlich ist die Neigung, Meinungen willkürlich zurechtzuschneiden, nur um sich selbst und die aktuellen Ambitionen zu bestätigen. Wer über den eigenen Horizont hinausblickt, vergrößert seine Wahrnehmungsfähigkeit und führt ein reicheres Leben. Nur Eindrücke ernst zu nehmen, die zufällig ins Konzept passen, führt hingegen zu einer problematischen Selbstbeschränkung.

Menschheitsgeschichte, die sie erst ermöglichte. Zugleich entwickelt sich die Menschheitsgeschichte nur durch aktuelle Taten. Tao ist ein Synonym für den Urgrund aller Dinge und die Urregeln, denen sie unterworfen sind. Laotse vertrat die Ansicht, dass man möglichst nicht in den natürlichen Lauf der Dinge eingreifen sollte. Die kosmischen Gesetze funktionieren von allein. Sie sind es ja, die alles leiten und lenken. Weil der Mensch aber Bewusstsein und Verstand besitzt, läuft er Gefahr, die natürlichen, ausgleichenden Prozesse zu stören. Diese These deckt sich mit Beobachtungen der modernen Medizinpsychologie: In Untersuchungen wurde festgestellt, dass Kranke, die sich von ihrem Leiden ablenken konnten, rascher gesund wurden als Patienten, die sich sorgten und haderten. Ein erkrankter Organismus strebt von sich aus danach, das Leiden zu besiegen und sein Gleichgewicht wieder herzustellen. Gedanken können diesen Prozess beeinträchtigen – beispielsweise, wenn ein erhöhter Blutdruck panische Angst um die Gesundheit auslöst, die wiederum das Blut zum Kopf steigen lässt. Gedanken lassen sich aber auch heilsam einsetzen – wie etwa in den Übungen des Qi Gong.

**Das Ziel: das Aufgehen im Kosmos.** Die anspruchsvollsten chinesischen Meditationspraktiken streben eine vollkommene Auflösung des Individuums im Kosmos an. Aber auch für das praktische Alltagsleben lassen sich aus den chinesischen Weisheitslehren Empfehlungen wie die auf Seite 25 ableiten:

Ähnlich wie Laotse die Gesetze des menschlichen Schicksals ergründete, versuchten die Heilkundigen, den menschlichen Körper zu verstehen. Das älteste überlieferte Werk, das ihre Erkenntnisse zusammenfasst, ist das berühmte »Buch des Gelben Kaisers«, das »Huangdi Neijing«. Es entstand vermutlich in den letzten Jahrhunderten vor Christi Geburt und gilt als Basiswerk der chinesischen Medizin. In ihm wird beschrieben, welche Kräfte im Organismus walten, wie Krankheiten entstehen und behandelt werden können.

Natürlich hat sich die chinesische Heilkunde seit den Zeiten Laotses und des Gelben Kaisers weiter entwickelt – doch die wesentlichen Einsichten sind bestehen geblieben.

# Das Qi – die Quelle des Lebens

Bevor unser Sternensystem existierte, gab es nach chinesischer Vorstellung eine Art kosmische Ursuppe – den Zustand des reinen Tao. Aus ihm entfaltete sich die Welt. Ein Vergleich mit der unendlich dichten Materie, die nach Theorien heutiger Naturwissenschaftler vor dem Urknall existiert haben soll, bietet sich an. Ebenso wie der Urknall erst Raum, Zeit und die Vielzahl der Phänomene schuf, brachte das Tao alles zum Vorschein, was wir heute wahrnehmen können. Während jedoch die Urknalltheorie nichts weiter als einen physikalischen Vorgang beschreibt, haben die chinesischen Gedanken einen religiösen Aspekt: Die Macht des Tao wirkt fort. Unsere Welt ist gewissermaßen nur ein Reflex, ein Bild, in dem sich seine Ausstrahlung kristallisiert. Weil alles vom Tao ausgeht, es selbst aber auf nichts zurückgeführt werden kann, ist es die höchste Wahrheit, die der Mensch erfassen kann. Wenn er es schafft, sich für das Tao zu öffnen, stellt er eine Verbindung zur ursprünglichen Reinheit her, deren Teil er ist.

Gleichwohl kennt der philosophische Taoismus keinen Gott. Und wenn es in der Überlieferung auch sehr fantasievolle Vorstellungen über den Kosmos gibt, versucht diese Philosophie vor allem zu beschreiben, was zu beobachten ist.

Eine Beobachtung der chinesischen Philosophen war, dass die Welt aus Gegensätzen besteht: Yin und Yang. Doch was bewegt und verwandelt sich eigentlich unablässig nach ihren Gesetzen? Es muss etwas geben, durch das alle Phänomene verwirklicht werden. Die Chinesen fanden dieses Etwas im Qi – einer Kraft, die für Materie und Energie verantwortlich ist. Alles in der Welt – ob Steine, Lebewesen oder Aktivität – baut sich durch Qi auf. Qi bringt das Wechselspiel von Yin und Yang zum Vorschein. Zugleich kann es Qi nur geben, weil es durch Yin und Yang oben und unten, heiß und kalt, hart und weich, lebendig und tot gibt. Die Regeln (Yin und Yang) und der Stoff der Welt (Qi) sind untrennbar miteinander verbunden.

Interessant ist, dass Qi sowohl Energie wie auch Materie umfasst – auch im Atom bilden Elektrizität und kleinste Teilchen eine Einheit. Zudem führt die Physik alle Vorgänge auf die Anziehung und Abstoßung geladener Teilchen zurück, was in gewisser Weise der chinesischen Yin-Yang-Theorie entspricht.

**Die Materie, in der sich Yin und Yang manifestieren.**

**Verblüffende Übereinstimmung mit moderner westlicher Physik.**

Qi gestaltet unsere Umwelt genauso wie unsere Organe. Nur mit seiner Hilfe können wir laufen oder sprechen. Wir müssen regelmäßig frisches Qi zu uns nehmen, um weiterzuleben.

Die Aufnahme von Qi geschieht mit der Nahrung und der Atmung. Nach den Erkenntnissen der modernen Ernährungswissenschaft funktioniert der Organismus nur, wenn er Kohlenhydrate, Eiweiße, Vitamine, Mineralien und Flüssigkeit bekommt. Sie geben ihm Energie oder werden – wiederum mit Hilfe von Energie – zum Aufbau von Stoffen wie etwa den Hormonen gebraucht. Das geschieht in enger Zusammenarbeit mit Sauerstoff, der für Vitalität und Stoffwechsel entscheidend ist.

**Jedes Organ hat sein Qi.**

Diese Stoffe haben nach chinesischer Vorstellung nur deshalb eine energetische Wirkung, weil Qi in ihnen steckt. Über sie wird die Urkraft transportiert und im Körper freigesetzt. Qi aktiviert Blutkreislauf, Herzschlag oder Verdauung ebenso wie unsere Handlungen, Gefühle und Gedanken.

**Wir nehmen Qi aus Nahrung und Luft auf.**

Abhängig davon, in welcher Form wir Qi konsumieren, wird es als Nahrungs- oder als Luft-Qi bezeichnet. Die Atmungs- und die Verdauungsorgane führen die Energie aus beiden Quellen zusammen und wandeln sie zu menschlicher Lebensenergie um. Diese Vorstellung erinnert an die enge Zusammenarbeit von Nahrung und Sauerstoff im Blut. Außerdem zapft der Körper das so genannte Ursprungs-Qi an, welches ihm durch die Zeugung mitgegeben wurde.

## Das Qi schlüpft in viele Rollen

Die Lebensenergie strömt durch alle Regionen des Körpers. Sie teilt sich in viele Flüsse, um unterschiedliche Aufgaben zu übernehmen. So gelangt Qi zu den Organen, um ihre Arbeit und ihr Zusammenspiel zu ermöglichen. Die Chinesen bezeichnen es dann als Qi des jeweiligen Organs. Organ-Qi bringt jedes Organ dazu, so zu funktionieren, wie es nötig ist. Es setzt zum Beispiel exakt jene Energieimpulse frei, die zum regelmäßigen Herzschlag führen. Oder zum Verdauungsprozess. Herz-Qi aktiviert den Herzmuskel, Nieren-Qi ist für den Wasserhaushalt zuständig, Lungen-Qi sorgt für die Atmungsfunktionen ...

Qi ist also eine Substanz, die der Mensch durch Atmung, Nahrungsaufnahme und Vererbung gewinnt und die sich in seinem Körper unterschiedlichen Anforderungen anpasst. Die Chinesen haben es nach Herkunft und Funktion unterschieden, um Leiden exakter diagnostizieren zu können.

Eine sehr wichtige Rolle spielt das Abwehr-Qi. Es zirkuliert an der Oberfläche des Körpers: dicht unter der Haut, zwischen Knochen, Sehnen und oberen Geweben. Es bildet die äußere Verteidigungslinie gegen Krankheiten. Erreger, die von außen in den Organismus eindringen wollen, sollen an den Pforten vom Abwehr-Qi abgeschmettert werden. Abwehr-Qi hat also die Aufgabe, Gefährdungen des Körpers sprichwörtlich im Keim zu ersticken. Da in der Umwelt dauernd und überall Krankheitskeime lauern, ist Abwehr-Qi ständig aktiv. Seine Qualität bestimmt, wie widerstandsfähig ein Mensch ist. Wenn die Bastion des Abwehr-Qi durchbrochen wurde, können sich Erreger im Körper festsetzen und Leiden verursachen.

Dieses Konzept ähnelt stark dem modernen Begriff vom Immunsystem. Bemerkenswert sind die Parallelen zu jüngst veröffentlichten Forschungen: Wissenschaftler der Universitätsklinik Kiel haben in der Haut einen Eiweißstoff entdeckt, der Krankheitskeime regelrecht zerfetzen kann. Noch bevor die weißen Immunzellen im Blut aktiv werden müssen, leistet die Haut mächtige Gegenwehr gegen Erreger aller Art. Während man die Haut bislang nur als eine schützende Hülle verstand, weiß man nach den Worten der Wissenschaftler nun, dass sie scharfe Geschütze aufzubieten hat, um den Organismus vor feindseligen Einflüssen zu bewahren.

## Das schädliche Qi

Das universelle Qi kennt keine Freunde oder Feinde. Es nährt alles, was exi-

stiert. Auch Krankheiten und körperliche Beschwerden haben ihre charakteristische Energie und Materie. Chinesische Mediziner sprechen von schädlichem Qi, wenn es die harmonischen Abläufe im Körper sabotiert. Schlechtes Qi steuert die unheilvolle Aktivität von Entzündungen und Organstörungen. Als »schlecht« lässt es sich aber nur deshalb bezeichnen, weil es die harmonischen Prozesse im Körper behindert: Dieser ist einem zu starken Einfluss von Yin oder Yang ausgesetzt, Qi fließt nicht harmonisch durch den Körper.

Innerhalb des Körpers unterscheidet die chinesische Heilkunde folgende fundamentale Krankheitsbilder:

- Qi-Mangel: Zu wenig Qi fließt im Körper. Oder die Versorgung eines speziellen Organs ist ungenügend. Das Resultat sind Schwäche und unzureichendes Leistungsvermögen.
- Qi-Überschuss: Qi übt übertriebenen Einfluss auf Gewebe oder biologische Funktionen aus. Ähnlich wie zu viel Hitze einen Topf zum Überkochen bringt, können Nervosität oder Entzündungen den Körper unter schädlichen Druck setzen.
- Qi-Blockade: In bestimmten Körperregionen staut sich das Qi und kann nicht gleichmäßig weiterfließen. Letztlich führt die Stauung auch zu einem Qi-Überschuss. Häufige Symptome sind dumpfe Schmerzen oder Druckgefühle.

**Wenn Qi sabotiert, anstatt aufzubauen.**

**Eine fernöstliche Deutung unseres Immunsystems?**

● Rebellierendes Qi: Die Lebensenergie fließt nach einem ausgeklügelten Streckenplan durch den Organismus. So gelingt es, alle Organe gleichmäßig zu versorgen und ihr Zusammenspiel zu garantieren. Rebellierendes Qi schert sich nicht nach der Wegweisung: Es schießt zum Beispiel hoch, während es eigentlich für ein tiefer liegendes Organ bestimmt ist. Als Folge solcher Störungen können wiederum Qi-Überschuss oder -Mangel auftreten.

Die chinesischen Heilkünste dienen alle dem Ziel, unharmonische Zustände auszugleichen:

**Wie man sein Qi wahrnimmt.**

● Zu wenig Qi wird – zum Beispiel durch energiereiche Kräuter – wieder aufgefüllt. Außerdem kann dem Körper geholfen werden, mehr Qi zu gewinnen und besser umzusetzen.
● Zu viel Qi wird abgeleitet oder zerstreut.
● Qi-Blockaden müssen aufgelöst werden.
● Rebellierendes Qi braucht, ähnlich wie ein Ruderboot auf falschem Kurs, einen genau dosierten Anstoß, der es in die richtigen Bahnen lenkt.

Die Konzeption des Qi provoziert leicht die Frage: Gibt es die Lebensenergie überhaupt? Ist sie vielleicht nur ein hilfreiches Wort, das die alten Chinesen benutzten, um Vorgänge zu beschreiben, die sie nicht verstanden? Fernöstliche Heilkundige halten dem entgegen: Es lassen sich nicht nur die Auswirkungen der Lebensenergie klar beobachten, sondern jeder kann sie auch spürbar erleben. Zum Beispiel durch das Gefühl einer strömenden Energie bei der Akupunktur. Und beim Qi Gong kommt es wesentlich darauf an, Qi wahrzunehmen, um es bewusst zu lenken. Meister der chinesischen Kampfkünste erklären ihre verblüffende Körperbeherrschung oder die Leichtigkeit, mit der sie einen Steinquader zerschmettern, durch ihre Konzentration auf das Qi. Und es gibt chinesische Heiler, die therapeutische Erfolge erzielen, indem sie ihre Hände lediglich über dem Körper eines Patienten schweben lassen. Was uns wie ein Wunder erscheint, verstehen sie als die plausible Möglichkeit, Qi-Impulse von einem Körper zum anderen zu übertragen.

## Wie lässt sich die Lebensenergie erfahren?

Die Kunst des Qi Gong wird auf den Seiten 112–139 noch ausführlich beschrieben. Die folgende Entspannungsübung kann aber jetzt schon behilflich sein, einen sinnlichen Eindruck davon zu bekommen, was die Chinesen mit Qi meinen und wie man zum eigenen Wohl mit diesem Phänomen umgehen kann. In der Übung spielt das so genannte »Dan

Tian« eine Rolle. Es ist der größte Qi-Speicher des Körpers und sitzt circa drei Finger breit unter dem Nabel, zwischen Bauch und Rückgrat. Die genaue Lage des Dan Tian ist individuell unterschiedlich – sie lässt sich am besten durch das eigene Gespür erforschen. Aus dem Dan Tian ruft der Organismus bei erhöhtem Bedarf Lebensenergie ab. Kommt er zur Ruhe, fließt überschüssiges Qi ins Dan Tian zurück. Zwei weitere kleinere Speicher sitzen in der Mitte der Brust und zwischen den Augenbrauen.

Als wichtigster Sammlungspunkt des Qi spielt das Dan Tian beim Tai Ji Quan und beim Qi Gong eine entscheidende Rolle. An diesem Ort lässt sich die Lebensenergie intensiv spüren.

## Qi-Übung

- Wählen Sie einen Zeitpunkt, zu dem Sie ungestört sind. Sie sollten nicht das Gefühl haben, dass im nächsten Augenblick jemand hereinplatzen oder die Backofenuhr schellen könnte. Dämpfen Sie auffällige Lichtquellen, oder dunkeln Sie den Raum ab, wenn es Ihnen gut tut. Stellen Sie akustische Reize so weit wie möglich ab. Ein Zimmer an einer lärmenden Geschäftsstraße ist für die Übung weniger geeignet. Stimmen aus den Nebenzimmern, Fernseher oder Radio sollten nicht ans Ohr dringen – zur Not Ohrstöpsel verwenden.

**Eine erste Übung hilft weiter.**

- Legen Sie sich auf eine bequeme Unterlage – zum Beispiel das Bett – und strecken Sie den Körper aus. Die Kleidung sollte leicht sein, beengende Gegenstände wie Uhr oder Gürtel nehmen Sie ab. Die Füße liegen locker und parallel zu den Schultern, die Hände flach neben den Oberschenkeln.

- Lassen Sie alle zielgerichteten Gedanken fallen und geben Sie sich der Entspannung hin. Spüren Sie in ihren Kopf, die Schultern, Arme, Brust, Bauch und Beine hinein und lassen Sie nacheinander von jedem Körperteil die Spannung fallen, bis alle scheinbar nur noch von sich selbst getragen werden.

- Versuchen sie, innerlich zu lächeln und eine frohe, großmütige Gemütslage entstehen zu lassen. Atmen Sie langsam, tief und gleichmäßig die Luft bis in den Bauch ein. Beim Ausatmen sollte er sich sanft und wie von selbst wieder senken.

- Stellen Sie sich vor, dass mit der Luft, die Sie einatmen, Qi in ihren Körper strömt. Mit jedem Atemzug bewegt sich die lebensspendende Energie durch die Nase bis tief unter den Bauchnabel. Wenn sie selbst daran glauben, dass Qi in der Luft ist, können Sie sich von diesem Eindruck sehr gut leiten lassen. Er sollte jedoch eher intuitiv als bedacht sein. Folgen Sie dem Qi bis ins Dan Tian und besinnen Sie sich auf die Sammlung der Energie in diesem Bereich.

Vielleicht spüren Sie bald schon ein Gefühl der Wärme im Dan Tian oder eine angenehme Strömung. Dies ist ein Zeichen dafür, dass Ihr Bewusstsein und Ihre Vorstellungskraft mit dem Qi in Verbindung treten konnten. Sie haben Zugang zu ihrer Lebensenergie gewonnen, was für viele aufbauende Übungen in diesem Buch sehr wichtig ist.

**Der erste Versuch führt manchmal nicht zum Ziel.**

Oft sind allerdings viele Übungssitzungen nötig, um das Dan Tian und seine Regungen deutlich zu orten. Das sollte Sie nicht enttäuschen. Wichtig ist, dass Sie sich bei der Übung gut und entspannt fühlen. Wenn ihr Körper einen eigenen, schwebenden Rhythmus findet, kommt es in jedem Fall zu einer Harmonisierung der Körperenergie. Wer sich verkrampft auf vorgefasste Ziele fixiert, wird durch Qi Gong oder Tai Ji Quan nichts erreichen. Denn der Sinn der Übungen ist es, geistige und körperliche Energien im Einklang zu bewegen. Im Kapitel über das Qi Gong wird genauer dargestellt, wie das geschehen kann und welche Hilfestellungen nützlich sind.

**Entscheidend ist das Wohlbefinden.**

Sie sollten die beschriebene und auch alle anderen Übungen nur so lange machen, wie Sie sich wohl dabei fühlen – ob fünf, zehn oder zwanzig Minuten. Ebenso sollten ihre Bedürfnisse und Möglichkeiten darüber entscheiden, ob Sie sich zweimal am Tag oder nur einmal in der Woche zum Entspannen zurückziehen.

Wer sich mit der Qi-Übung beschäftigt, könnte auf die Idee kommen, die Erfahrung der Lebensenergie beruhe auf reiner Einbildung. Dass ihre Existenz davon abhinge, ob man an sie glaube und sie heraufbeschwöre. Die Möglichkeit, körperliche Regungen durch geistige Interventionen zu aktivieren, ist auch für die moderne Wissenschaft nicht unbekannt. Entscheidend ist: Der positive Effekt von Qi Gong und Tai Ji Quan auf das persönliche Wohlbefinden und viele körperliche Störungen ist real feststellbar. Letztlich spielt es keine Rolle, ob die Luft tatsächlich eine geheimnisvolle Substanz namens Qi enthält, die im Dan Tian gesammelt wird und sämtliche Körpervorgänge regiert. Wichtig ist, dass wir Energien des Körpers mobilisieren und ihn Gewinn bringend beeinflussen können. Die chinesische Heilkunde liefert ein Modell, mit dessen Hilfe Psyche und Physis wunderbar zusammenspielen. Ihre philosophischen Grundgedanken stehen im Dienst der Praxis, und es ist weniger wichtig, ob sie wissenschaftlich belegbar sind.

# Die chinesische Vorstellung vom Kosmos im Körper

Qi bewegt die Planeten des Universums und ist ebenso als Lebensenergie für alle Vorgänge im Körper verantwortlich. Und zwar immer im endlosen Reigen von Yin und Yang. Die Transportwege des Qi im Körper sind nach chinesischer Vorstellung die Meridiane. Sie bilden ein enges Netz, das sämtliche Organe und Körperteile miteinander verbindet. Auch die Meridiane selbst sind miteinander verknüpft. So kann Qi gleichmäßig durch den Körper strömen und sämtliche Zonen erreichen. Auf den Meridianen liegen die so genannten Akupunkturpunkte, an denen das Qi von außen besonders gut zu erreichen ist. Jeder erlaubt auf spezielle Weise, den Qi-Haushalt des Organismus oder eines Organs zu beeinflussen. Da jede körperliche Störung mit einem unausgeglichenen Qi-Fluss zusammenhängt, liegt die Schlussfolgerung auf der Hand: Die Akupunkturpunkte eignen sich, um Krankheiten zu behandeln, den Körper zu stärken oder zu beruhigen. Bei der klassischen Akupunktur sticht der Fachmann mit Metallnadeln in die Punkte, die er nach seiner Diagnose auswählt hat. Auch durch Fingerdruck und Massage kann man auf die Meridiane einwirken. Diese Methoden kann jeder erlernen und an sich selbst durchführen. Es sind hervorragende Mittel zur Selbstbehandlung gegen vielerlei Leiden oder zur Stärkung der Vitalität.

Über die Meridiane und die Akupunktur wird später ab S. 43 bzw. S. 82 noch ausführlich berichtet. Zuvor stellt sich die Frage: Welche »Planeten« sind es, die im Kosmos des Körpers durch Qi bewegt werden? Wie verarbeiten unsere Organe und körpereigenen Stoffe die Lebensenergie und wie lassen sich Störungen rechtzeitig erkennen?

Im alten China galten Obduktionen als Tabu. Ihr Wissen über das Körperinnere des Menschen bezogen die Heilkundigen vorwiegend durch Tasten, Beobachten und Vergleiche mit Tieren. Dabei erfassten sie viele Organeigenschaften, die auch der modernen Anatomie geläufig sind, verblüffend exakt. Manch andere ihrer Erklärungen halten heutigen Erkenntnissen nicht stand. Doch es war auch nicht der Ehrgeiz der chinesischen Mediziner, die Elemente des Organismus exakt zu analysieren. Viel eher interessierten sie sein beobachtbares Verhalten, seine Einflüsse und Reaktionen. Nicht der Aufbau eines Organs ist bedeutsam, sondern seine

**Die Meridiane – Bahnen des Qi.**

Rolle, die es im Zusammenspiel sämtlicher körperlicher Vorgänge spielt. Wozu dient es? war die wichtigste Frage der Mediziner. Ebenso wie die Philosophie des Qi darf auch die chinesische Anatomie als ein Mittel zum Zweck betrachtet werden: als ein Modell, das sich nicht immer an erwiesenen Fakten orientiert, aber dafür manche Zusammenhänge einfängt, die der modernen Medizin entgehen.

## Jeder Mensch besitzt drei Schätze

Die chinesischen Heilkundigen fanden folgende Elemente des Körpers besonders wichtig:

- Herz, Lunge, Leber, Milz, Niere, Magen, Dickdarm, Dünndarm, Gallenblase und Blase;
- Blut und Körpersäfte;
- die »Drei Schätze«: Das sind Qi, »Shen« – in etwa als Geist zu übersetzen – sowie die Erbsubstanz »Jing«. Als Schätze gelten sie, weil sie wegweisend für die Existenz eines Individuums sind.

### Die Seele wird vom Herzen behütet

**Shen, der Sitz der Gefühle.**

Shen ist für unser Bewusstsein und Denken verantwortlich und hilft uns, Gefühle zu empfinden. Es ist eng mit dem Herzen verbunden – man sagt, das Herz speichere und nähre Shen mit seinem Blut. Diese Vorstellung erinnert an die abendländische Assoziation von Herz und Seele. Shen gibt uns die Möglichkeit, Entscheidungen zu fällen, unser Qi zu lenken, zu handeln.

Shen spiegelt praktisch unsere allgemeine Gemütsverfassung wieder. Unklare Denk- oder Ausdrucksweise signalisieren ein gestörtes Shen, ebenso Schlafstörungen, »fixe Ideen« und seelische Unstimmigkeiten. Labiles Shen drückt sich in Passivität und Planlosigkeit aus. Äußerliche Symptome sind eine geduckte Haltung und ein trüber, flüchtender Blick.

Gestörtes Shen kann nach chinesischer Auffassung mit Durchblutungsstörungen und Herzleiden zusammenhängen. Auch die westliche Anatomie weiß, dass unser Denk- und Empfindungsvermögen von der Durchblutung der Hirn- und Nervenzellen abhängt. Wer durch einen Spaziergang an der frischen Luft seinen Kreislauf anregt, fühlt sich auch seelisch belebt. Zugleich ist bekannt, dass psychische Regungen einen starken Einfluss auf Puls und Blutdruck haben.

- Bei gedrückter, zermürbter Stimmungslage fehlt es oft nur an körperlicher Bewegung, um Klarheit zu finden und neue psychische Energie zu entwickeln. Wer sehr viel sitzen muss, sollte – zum Beispiel durch maßvollen Sport – einen Ausgleich suchen.

- Trübsinn und Ziellosigkeit bremsen die Durchblutung der Zellen. Erfüllende Ziele halten Geist und Seele vital und den Körper aufrecht.
- Bei allen Herzleiden sollten die Ursachen auch im seelischen Bereich gesucht werden.

## Das Jing der Entwicklung und die Macht der Sexualität

Jing bestimmt unser Aussehen, unsere körperliche Konstitution und unsere Begabungen. Es ist für Wachstum und Entwicklung, aber auch für Verfall und Tod verantwortlich. Außerdem besitzen wir nur Dank Jing Sexualität und die Fähigkeit zur Fortpflanzung. Die Nieren speichern das Jing.

Jing ähnelt dem, was im Westen als genetische Erbanlagen und Hormonhaushalt bezeichnet wird. Genau wie die Gene wird Jing durch Mutter und Vater an den Nachwuchs weitergegeben. Man spricht gar davon, dass das weibliche Jing den Keim zu Yin-geprägten Eigenschaften legt und das männliche für die Prägung von Mut, Tatkraft oder Zielbewusstsein verantwortlich sei. Männliches und weibliches Jing verschmelzen zum Jing des neuen Individuums. Die Vorstellung erinnert an die Verschmelzung der Keimzellen mit ihren väterlichen und mütterlichen Chromosomensätzen.

Anders als die Gene kann Jing jedoch nicht nur vererbt, sondern stetig neu aufgebaut werden. Der Mensch ist sogar darauf angewiesen, über die Ernährung ständig neue Jing-Energie zu entwickeln. Nach unserem westlichen Denken entspricht dieser Vorstellung:

- Erbanlagen sind nur so viel wert, wie wir aus ihnen machen. Ob sich ein geistiges oder körperliches Talent entwickelt, hängt davon ab, ob wir es aktuell fördern.
- Ebenso sind Wachstum und Alterungsprozesse nur in einem allgemeinen Rahmen vorgeprägt. Entscheidend sind zum Beispiel auch Ernährung und Lebensgewohnheiten.
- Wachstums- oder Geschlechtshormone muss der Körper – mit Hilfe von Nährstoffen – stetig neu produzieren.

Jing ist also eher die Energie, die zu Entwicklungen führt, statt ein Muster, das einfach nur entfaltet wird. Jing wächst mit dem Organismus an, bis er ausgereift ist. Im Laufe der Jahre schwindet das vererbte Jing dann ebenso wie die Fähigkeit, den Stoff neu aufzubauen. So kommt es, dass die Haare ergrauen oder ausfallen, die Zähne schlechter werden, Falten entstehen, der Organismus schwächer wird. Auch eine Abnahme der Potenz und des sexu-

**Was die Eltern uns mitgeben und wir dem Körper zuführen.**

35

**Wie man in Würde älter wird.**

ellen Verlangens gehört zu den Alterserscheinungen.

Die Abnahme von Jing lässt sich nicht aufhalten, wohl aber bremsen. Das persönliche Jing sollte gestärkt und seine Verschwendung vermieden werden. Qi Gong, Tai Ji Quan und eine ausgewogene Ernährung dienen ganz allgemein diesem Zweck.

Symptome eines Jing-Mangels sind allgemeine Antriebslosigkeit, Wachstumsprobleme, früher Zahnausfall, weiche Knochen etc. Sexuelle Unlust wird ebenfalls mit einer Störung des Jing-Haushaltes in Verbindung gebracht.

Jede übertriebene körperliche Verausgabung raubt Jing. Deshalb sind Qi Gong und Tai Ji Quan auch keine Kraftsportarten, sondern versuchen, durch Konzentration und unangestrengte Bewegungen große Effekte zu erzielen. Natürlich schadet auch geistiger Stress dem Jing.

**Sexualität in chinesischem Verständnis.**

Die chinesischen Gelehrten glauben zudem, in der männlichen Samenflüssigkeit sei angeborenes Jing hochkonzentriert enthalten. Schlussfolgerung: Sex sei zwar gesund, aber der Mann solle nicht zu häufig ejakulieren. Es gibt zu diesem Thema zahlreiche historische Ratschläge. Letztlich lautet das Resümee: Die körperliche Liebe kann eine große Kraftquelle sein, weil Jing angeregt wird und die Partner ihr Yin und Yang miteinander austauschen. Jeder muss selbst herausfinden, wie viel Sex dem Allgemeinbefinden gut tut und ab

welcher Grenze andere Lebensbereiche leiden. Wer kaum Lust hat, besitzt vielleicht einen gestörten Hormonhaushalt. In jedem Lebensalter sind erotische Bedürfnisse ein Zeichen für Vitalität und »gutes Jing.« Der Liebesakt ist dann förderlich, wenn er mit konzentrierter Hingabe und nicht im gierigen Wunsch auf rasche Befriedigung geschieht. Chinesische Liebestechniken trachten nach Kontrolle der Begierde und einer sublimen Verschmelzung mit dem Partner. Eben dadurch eröffnen sie vielen Paaren eine reiche seelische und sinnliche Erfüllung. Ähnlich wie beim Tantra geht es aber auch darum, auf eine höhere Bewusstseinsebene zu gelangen, gemeinsam das Unendliche zu erfahren.

Der vielzitierten Weisheit, das größte Sexualorgan sei der Kopf, entspricht die chinesische Liebeskunst vorzüglich. Sie schürt den geistig-emotionalen Austausch, indem körperliche Energien befreit, gelenkt und veredelt werden. Dies geschieht zum Beispiel, wenn die Partner während der Vereinigung ihre »Kleinen Energiekreisläufe« öffnen – eine Übung, die auf den Seiten 135–139 beschrieben wird.

Eine jüngst veröffentlichte Studie des Wissenschaftlers Marc Breedlove von der University of California scheint übrigens den Einfluss des Sexualverhaltens auf die Konstitution zu bestätigen. Er fand durch Untersuchungen an Tieren heraus, dass die Häufigkeit der Kopulation Einfluss auf die Struktur von Gehirn und Nervensystem haben kann.

## Wechselspiel der Organe und Empfindungen

Die chinesische Heilkunde verwebt alle Aspekte eines Menschen fast untrennbar miteinander. Weil alles auf der Urkraft Qi beruht, sind Gedanken oder aber die Bewegungen eines Muskels nur verschiedene Bereiche, in denen Qi wirkt. Tatsächlich löst unser Gehirn die Bewegung unserer Muskeln aus. Umgekehrt kommen Ideen und Empfindungen nicht aus dem Nichts, sondern werden durch chemische Botenstoffe unseres Organismus übertragen. Alles ist auf schier unendliche Weise miteinander verbunden und voneinander abhängig.

Dem Wechselspiel zwischen Organen, äußerem Erscheinungsbild oder Wahrnehmungen eines Menschen widmen die chinesischen Heilkundigen ihren Scharfsinn. Sie fanden heraus, dass Organe erkranken können, weil durch einen ganz anderen Körperteil zu viel oder zu wenig Qi dringt. Es scheint also sinnlos, nur die geschädigte Stelle im Auge zu haben und zu behandeln – die wirkliche Störquelle muss behoben werden.

Die chinesischen Therapien beruhen auf den jahrhundertelangen Beobachtungen dieses gegenseitigen Wechselspiels. So entwickelte sich die Vorstel-

lung, dass bestimmte Organe eher Yin und andere eher Yang zuzuordnen sind. Die einen sind die so genannten Speicherorgane und bestimmen die grundlegenden Lebensprozesse wie Kreislauf und Atmung. Sie haben die Fähigkeit, Qi zu speichern. Die anderen – Hohlorgane genannt – nehmen Nährstoffe auf, verteilen und entsorgen sie. Speicherorgane bezeichnet man auch als die »tieferen Organe« – im Sinne von bedeutsamer. Und weil Tiefe ein Attribut von Yin ist, werden sie dieser Polarität zugeordnet. Demgegenüber erscheint die Hilfsfunktion der Hohlorgane oberflächlicher, deshalb ordnet man sie Yang zu.

Jeweils ein Yin- und ein Yang-Organ arbeiten besonders eng zusammen. Die Regungen des einen haben unmittelbare Wirkung auf das andere. Auch auf äußere Einflüsse reagieren sie ähnlich.

Wie eng die chinesische Medizin Körperfunktionen und Seelenleben miteinander verknüpft, zeigt sich schon durch ihre Anatomie: Jede Emotion hat ihren »Platz« in einem bestimmten Organ. Die Freude ist zum Beispiel dem Herzen ebenso zugehörig wie der Herzmuskel. So diagnostizieren die Heilkundigen häufig, ein körperliches Leiden löse beim Patienten Gefühle wie Wut, Schwermut oder Angst aus. Emotionen haben umgekehrt die Kraft, den Organismus in Mitleidenschaft zu ziehen.

Ein weiterer bemerkenswerter Aspekt ist die Verknüpfung von Organen,

**Der Zusammenhang aller Aspekte miteinander ...**

**... ist die Quintessenz chinesischer Heilkunst.**

**Einklang von Innen und Außen.**

die vermeintlich tief im Körper eingeschlossen sind, mit den fünf Sinnen. Jedes Organ besitzt gewissermaßen einen Außenposten, in den es sich »öffnet« und mit dem es in Beziehung steht. Die Leber öffnet sich zum Beispiel in die Augen, die Ursache für ein Augenleiden kann eine erkrankte Leber sein. Aber auch ein umgekehrter Einfluss ist möglich.

Konsequent ordnet die chinesische Anatomie den Körper nach dem Konzept von Yin und Yang: Jeweils ein Speicher- (Yin) und ein Hohlorgan (Yang) stehen in besonderer Wechselwirkung zueinander – ebenso wie tiefere Zonen des Körpers (Yin) mit äußerlichen Sinnesorganen (Yang). Die obere Hälfte des Körpers ist Yang und die untere Yin. Die vorderen Seiten der Gliedmaßen entsprechen Yang, die hinteren Yin. Allerdings wird der Rücken mit Yang gleichgesetzt, Brust und Bauch mit Yin. Dies widerspricht nur scheinbar der üblichen Zuordnung von Yang – vorne und Yin – hinten. Denn bei der Deutung des Körpers war für die chinesischen Mediziner die menschliche Embryonalstellung vor der Geburt maßgebend. Embryos sind zusammengerollt, so dass ihre Vorderseite nach innen gerichtet liegt.

Welche Aufgaben die chinesische Heilkunde den einzelnen Organen beimisst, was sie brauchen und was ihnen schadet zeigt die folgende Übersicht.

### Das Herz

Das Herz bildet mit dem Yang-Organ »Dünndarm« ein Paar. Es ist Hüter des Shen. Es ist verantwortlich für die Blutbahnen, den Kreislauf und damit die Versorgung des Organismus mit Nährstoffen. Es wärmt und kräftigt den Körper.

Es hat direkten Kontakt zur Zunge und beeinflusst deshalb das Geschmacksempfinden. Die Aktivität des Herzens lässt sich gut an der Zunge ablesen. Mit ihr steht es in direkter Verbindung. Die Zungendiagnose spielt eine wichtige Rolle in der chinesischen Medizin und wird später noch behandelt.

Weil das Herz für Shen zuständig ist, spielt es eine große Rolle für die Gefühlswelt. Alle Empfindungen wirken auf Herz und Shen, und deren Aufgabe ist es, mit ihnen zurechtzukommen. Ein entfesseltes Gefühlschaos bringt auch das Herz durcheinander. Besonders sensibel ist das Zusammenspiel von Herz und Freude. Freudige Augenblicke machen das Herz leicht und frei. Nach chinesischer Vorstellung darf es aber nicht zu lange oder zu intensiv frohlocken. Denn dann wird das Qi des Herzens gehemmt und Shen verwirrt.

### Die Lunge

Die Lunge ist mit dem Yang-Organ Dickdarm verbunden. Sie steuert den Luftaustausch und ist für alle Atmungsorgane verantwortlich. Bei Atmungsschwierigkeiten, Problemen mit Nase oder Hals wird in der chinesischen Heilkunde deshalb immer nach Ursachen in der Lunge gesucht. Die Stimmbänder stehen als Teil des Halses ebenfalls unter dem Einfluss der Lunge, der zum Beispiel Heiserkeit hervorrufen kann.

In der chinesischen Heilkunde gibt es die Vorstellung, die Lunge spiele eine entscheidende Rolle im Wasserhaushalt des Körpers. So soll sie beim Einatmen das Wasser in den Körper hinabschicken und beim Ausatmen zerstäuben und überall verteilen.

Ebenso beschafft und transportiert die Lunge Qi. Von der Atmung hängt ab, wie viel Lebensenergie wir mit der Luft aufnehmen und wie gut wir sie verarbeiten und wieder ausstoßen. Der persönliche Atemrhythmus (s. Seite 115) spielt eine wichtige Rolle.

Die Lunge regiert das Äußere des Körpers, Haut und Haare. Ihre zerstäubende Funktion sorgt für Schweiß oder Talg. Auch das Abwehr-Qi, das den Körper gegen schädliche Einflüsse von außen verteidigt, bringt sie an die Oberfläche.

Das Sinnesorgan Nase steht mit der Lunge in enger Beziehung – und folgerichtig auch die Geruchswahrnehmung.

Die Lunge reagiert sensibel auf Kummer – und ebenso können sich nach chinesischer Vorstellung Störungen der Lunge durch Kummer bemerkbar machen. Dem entspricht der Eindruck, »nicht mehr frei atmen zu können«, wenn Ereignisse eine niederschmetternde, ohnmächtige Gemütslage erzeugen. Der selbstverständliche, harmonische Prozess des Atmens ist gestört, weil die Welt aus den Fugen geriet. Wer von Kummer bedrängt wird, atmet oft stoßweise oder unregelmäßig. Er seufzt oder »schnappt nach Luft«. Die chinesische Medizin berücksichtigt diesen Zusammenhang und mögliche krankhafte Folgen.

**Das Zusammenwirken der Organe.**

### Die Leber

Die Leber ist mit dem Yang-Organ Gallenblase verbunden. Ihre wichtigsten Aufgaben sind die Speicherung des Bluts und seine angemessene Verteilung. Ebenso sorgt sie dafür, dass Qi harmonisch durch den Körper strömt und der Gefühlshaushalt im Gleichgewicht bleibt. Wie ein Ruderer sorgt sie für einen ausgewogenen Rhythmus und reagiert sehr sensibel auf äußere Kräfte, die sie aus dem Takt bringen. Wenn der Körper aktiv ist, versorgt ihn die Leber je nach Bedarf mit ihrem gespeicherten Blut. Werden die Anforderungen geringer, fließt überschüssiges Blut in die Leber zurück. Eine schlecht funktionierende Leber kann zu Leistungsschwäche oder Blutstauungen führen.

Die Leber bestimmt über das Bindegewebe, die Sehnen und die Fingernägel.

Zugeordnet sind ihr die Augen, die mit Beschwerden reagieren, wenn sie nicht gut mit Blut versorgt werden. Im Westen ist bekannt, dass sich Leberstörungen durch gelbliche Verfärbungen der Augäpfel bemerkbar machen können.

Besonders empfänglich ist die Leber für Wut. Jeder kennt die Redewendung, einem Menschen sei »eine Laus über die Leber gelaufen«, wenn er sich gereizt oder wütend verhält. Wut ist eine heftige, kochende Gefühlsanwandlung und untergräbt die balancierende Eigenart der Leber. Leberstörungen können nen wiederum Verdrießlichkeit hervorrufen. Es zerrt an den Nerven, wenn das innere Gleichgewicht nicht mehr gewahrt ist.

**Körper und Seele in engem Zusammenhang.**

### Die Milz

Die Milz bildet mit dem Yang-Organ Magen ein Paar. Sie hat gemäß der Traditionellen Chinesischen Medizin eine wesentliche Bedeutung für die Ernährung und Blutbildung. Der Magen sortiert für sie wichtige Bausteine der Nahrung aus – man spricht auch von den »reinsten Teilen«. Die Milz verwandelt diese Anteile wiederum in Qi und

schickt es zur Lunge – dort vermischen sich Atmungs-Qi und Nahrungs-Qi, um gemeinsam durch den Körper zu strömen. Mit Hilfe der Milz wird zudem Blut aus Nährstoffen hergestellt. Nach chinesischer Vorstellung erschafft die Milz nicht nur das Blut, sondern kontrolliert wie eine gute Mutter seinen Weg durch den Körper. Bei Blutungen liegt deshalb der Verdacht auf Milzstörungen nahe.

Sie regiert die Muskeln und Extremitäten.

Mund, Lippen und Gaumen sind der Milz zugeordnet.

Eine ausgewogene Tätigkeit der Milz sorgt für gesunden Appetit.

Das Gefühl der Sorge wird mit ihr in Verbindung gebracht – wer sich unentwegt mit Problemen herumschlägt, hat oft keine Lust zu essen. Das Qi der Milz wird durch Grübeleien gehemmt, hinauf zur Lunge zu steigen.

### Die Nieren

Die Nieren bilden mit dem Yang-Organ Blase ein Paar. Sie spielen eine wichtige Rolle im Wasserhaushalt des Körpers und versorgen die Lungen mit gereinigter Flüssigkeit. Das Qi der Atemluft kann sich im Körper erst richtig entfalten, wenn es von den Nieren »ergriffen« wurde. Sie sind die Wurzel des Yang, der körperlichen Aktivität.

Die Nieren sind der Sitz von Jing, der Erbsubstanz. Deshalb stehen sie mit dem Aufbau der Knochen, der Zähne, des Marks und des Gehirns in Zusammenhang. Es gibt ein Wechselspiel zwischen ihnen und unseren geistigen und körperlichen Ressourcen. Entwicklungsstörungen, aber auch ein plötzlicher Mangel an Ambitionen werden mit den Nieren in Verbindung gebracht, desgleichen Sexual- und Potenzprobleme.

Die Ohren sind die Öffnung der Nieren nach außen.

Angstgefühle wirken sich besonders auf die Nieren aus. Sie schwächen ihre Fähigkeit, Qi zu ergreifen, Initiative herbeizuführen. Die Möglichkeiten, die das Jing der Nieren bietet, können sich nicht entfalten, wenn Angst ihnen im Wege steht. Bei Nierenstörungen wird das Jing möglicherweise nicht aktiv genug. Und Angst blockiert wiederum die natürliche Funktion der Nieren. Auch im Westen ist bekannt, das Angst zu Inkontinenz führen kann. Nach chinesischer Vorstellung reicht dann das Nieren-Qi nicht aus, um den Wasserhaushalt zu kontrollieren.

### Dreifacher Erwärmer

Die chinesische Medizin kennt ein weiteres Yang-Organ, das in den Therapien eine Rolle spielt, aber nicht konkret fassbar ist. Die Idee des »Dreifachen Erwärmers« veranschaulicht besonders gut das chinesische Denken in Zusammenhängen. Der »Obere Erwärmer« umfasst Herz und Lunge, der »Mittlere Erwärmer« Magen und Milz und der »Untere Erwärmer« Leber und Nieren. »Dreifacher Erwärmer« bedeutet praktisch: Der Körper besitzt drei Ebenen, auf denen Stoffe aufgenommen und verteilt, verarbeitet sowie ausgesondert und abgeschieden werden. Das Zusammenspiel funktioniert, weil jede Ebene auf ihre Weise Energie umwandelt und weitergibt. Als Yin-Organ wird dem Dreifachen Erwärmer der so genannte »Herzbeutel« zugeordnet, der vor allem dem Schutz des Herzens dient.

### Besondere Organe

Gehirn, Mark, Knochen und Gebärmutter werden in der chinesischen Heilkunde auch berücksichtigt, sind aber den dargestellten Organen untergeordnet.

Die Beschreibungen der Organe zeigen die ganzheitliche Auffassung der chinesischen Heilkunde. Sie charakterisiert die Lunge nicht einfach anhand ihrer Atmungsfunktion, ihrer Flügel oder Bläschen. Das Herz wird nicht separat als Blutpumpe mit Herzklappen und Vorhöfen betrachtet. Das Herz allein ist ebenso wenig wert wie ein Motor, den man aus seinem Gehäuse geschraubt hat. Erst durch die Räder, die er antreiben soll, bekommt er einen Sinn. Sie wiederum brauchen Bremsen, weil

**Der »Dreifache Erwärmer«.**

**Der Zusammenhang von Organen und Gemütsverfassung.**

sonst das Fahrzeug verunglückt. Funktionstüchtig ist der Motor wiederum nur, wenn er Kraftstoff erhält.

Die Wechselwirkungen zwischen allen Teilen des Körpers machen das Leben und auch Krankheiten begreifbar. Scheinbar unerklärliche Symptome können enträtselt werden. Ist eine Zunge auf Grund einer Entzündung rötlich geschwollen, lässt sie sich örtlich mit Medikamenten behandeln. Der chinesische Mediziner wird jedoch auch das Herz überprüfen, weil beide Organe in Beziehung stehen. Womöglich stößt er hier auf eine Disharmonie. Umgekehrt erweisen sich bei offenbaren Herzstörungen Behandlungen im Zungenbereich mitunter als hilfreich. Durch Eingriffe in den Energiestrom zwischen den beiden Körperteilen kann das Herz heilsam beeinflusst werden.

Ebenso hilft die Verbindung von Emotionen und Organen bei der Spurensuche: Sehr ängstliche oder verärgerte Stimmungen bedeuten vielleicht eine akute Gefahr für die zugehörigen Organe Niere oder Leber. Oder die unausgeglichene Gemütsverfassung rührt von einer Störung der Organe her.

Selbstverständlich suchen auch westlich ausgebildete Ärzte nach indirekten Krankheitsauslösern. Durch die unterschiedliche Methodik der westlichen und der fernöstlichen Medizin kann jedoch der einen entgehen, was der anderen auffällt. Beide Systeme können sich daher sinnvoll ergänzen. Auch bei einer Hinwendung zur chinesischen Medizin sollten die Diagnosemöglichkeiten der modernen Wissenschaft genutzt werden.

# Meridiane – die geheimnisvollen Lebenswege

Die Transportbahnen des Qi – die Meridiane – wurden bereits kurz angesprochen. Für chinesische Ärzte sind sie die Pfade von Gesundheit und Krankheit. Die Meridiane machen verständlich, warum chinesische Therapien unblutig und mit einem bescheidenen Einsatz von Mitteln große Wirksamkeit erzielen. Dem Laien eröffnen sie ein reichhaltiges Repertoire an Selbstbehandlungen, die kaum simpler angewendet werden könnten: Oft genügt ein Fingerdruck.

Innere und äußere Einflüsse wirken über die Meridiane auf den Körper. Auf ihren Pfaden bewegt sich der Hauptstrom des Qi. Chinesische Ärzte sind überzeugt von dieser Vorstellung, obwohl sich die Existenz der Transportwege nicht einwandfrei belegen lässt. Der Theorie nach sind Meridiane Energieleitbahnen, die beide Körperhälften symmetrisch durchziehen. Ein jeder hat seinen speziellen Verlauf und berührt auf der rechten Körperseite dieselben Punkte wie auf der linken.

Die Leitbahnen verlaufen direkt unter der Haut und zweigen von dort ins Körperinnere ab. An einigen Stellen reagieren die Meridiane besonders sensibel auf Druck, Einstiche oder Wärme. Diese so genannten Akupunkturpunkte ermöglichen therapeutische Eingriffe.

Die Meridiane versorgen den Körper mit Qi wie ein Bewässerungsnetz ein Feld mit Wasser versorgt. Ein solches System muss sehr gut durchdacht sein, damit jede Zone angemessen genährt wird. Es darf zu keinen Blockaden oder Überschwemmungen kommen. Auch der Vergleich mit dem Straßenverkehrssystem bietet sich an. Nur wenn Haupt- und Nebenstraßen wohl geordnet, der Links- und Rechtsverkehr geregelt sind, lässt sich ein Chaos verhindern.

Das Meridiansystem schafft eine kontinuierliche Verbindung zwischen sämtlichen Körperteilen und Organen: Luft-Qi, das über die Lunge aufgenommen wird, strömt in den Lungenmeridian und kann von hier aus alle anderen Meridiane erreichen. Schließlich wird es wiederum von der Lunge ausgeatmet. Unterwegs führen die Routen vom Körperzentrum bis zur Fingerspitze und den Arm wieder hinauf bis ins Gesicht. Von hier geht es durch den Körper bis in die Füße. Dann abermals hinauf über Unterleib und Brust. Darauf wiederum in die Hand zu einer weiteren Fingerspitze – und so weiter. Die Fäden spinnen oben und unten, außen und innen,

**Die unblutige, für Laien geeignete und wirksame Therapie.**

vorne und hinten zusammen. Meridiane verbinden auch innere Organe mit Sinnesorganen.

## Eine Architektur, ebenso perfekt wie empfindlich

**Verbindungen zwischen allen Organen.**

Die Chinesen kennen zwölf Haupt- und acht Sondermeridiane. Außerdem gibt es spezielle Verbindungsstücke, die so genannten Lo-Meridiane. Sechs der Hauptmeridiane werden Yin zugeordnet, die andere Hälfte sind Yang-Meridiane. Die Yin-Meridiane haben wichtige Versorgungsfunktionen für jeweils ein Yin Organ – also Herz, Lunge, Leber, Milz und Niere. Die sechs Yang-Meridane werden jeweils einem der Yang-Organe Dünndarm, Dickdarm, Gallenblase, Magen und Blase zugeordnet.

Jeweils ein Yin-Meridian ist unmittelbar verbunden mit einem Yang-Meridian :

- Der Lungen-Meridian ist verbunden mit dem Dickdarm-Meridian.
- Der Milz-Meridian ist verbunden mit dem Magen-Meridian.
- Der Herz-Meridian ist verbunden mit dem Dünndarm-Meridian.
- Der Nieren-Meridian ist verbunden mit dem Blasen-Meridian.
- Der Herzbeutel-Meridian ist verbunden mit dem Dreifacher-Erwärmer-Meridian.
- Der Leber-Meridian ist verbunden mit dem Gallenblasen-Meridian.

**Die Abbildungen zeigen die äußeren Meridianverläufe.**

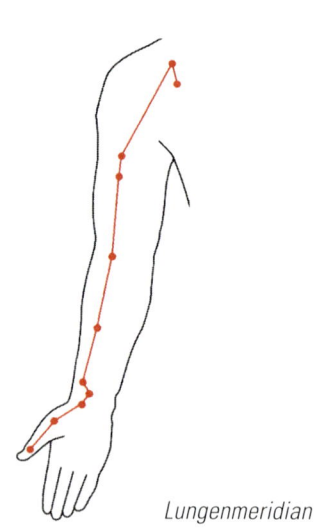

*Lungenmeridian*

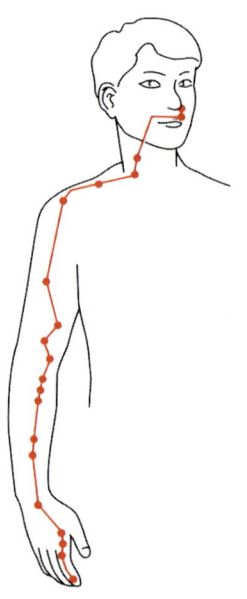

*Dickdarmmeridian*

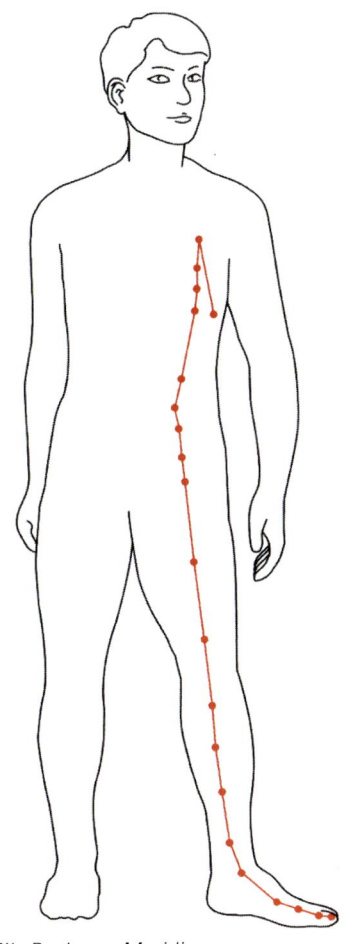

*Milz-Pankreas-Meridian*

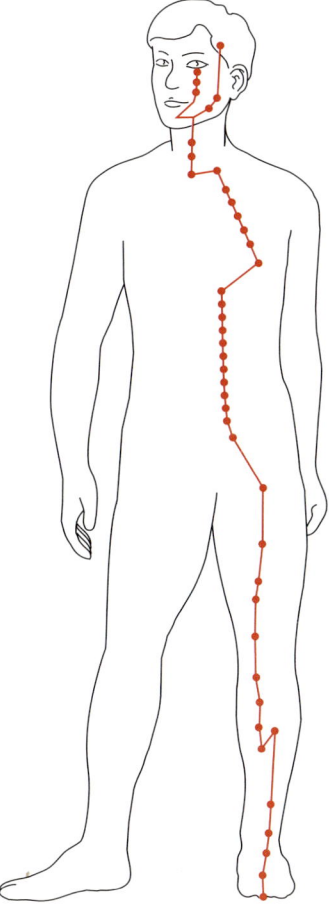

*Magenmeridian*

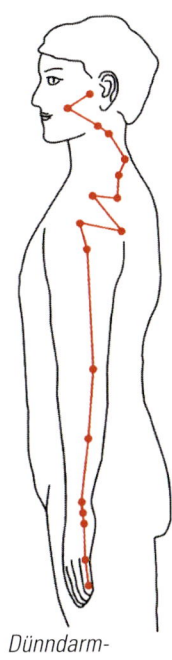

*Dünndarm-meridian*

*Herzmeridian*

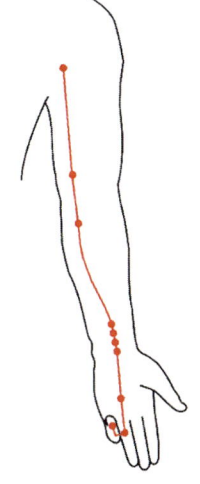

Natürlich gibt es weitere Verbindungen zwischen den Meridianen – zum Beispiel geht der Milz-Meridian in den Herz-Meridian über, damit ein Kreislauf entstehen kann. Aber die gekoppelten Yin-Yang-Meridiane stehen in einem herausragenden Wechselverhältnis zueinander: Sie ermöglichen die bereits beschriebene enge Zusammenarbeit zwischen jeweils einem Speicher- und einem Hohlorgan.

Die genaue Kenntnis des Meridiansystems ermöglicht chinesischen Heilkundigen wirksame Therapien – gleich-

45

**Beim Nieren-
meridian liegt
der erste
Punkt unter
der Fußsohle,
der zweite an
der Innen-
seite des
Fußes, die
weiteren
innen am
Knöchel.**

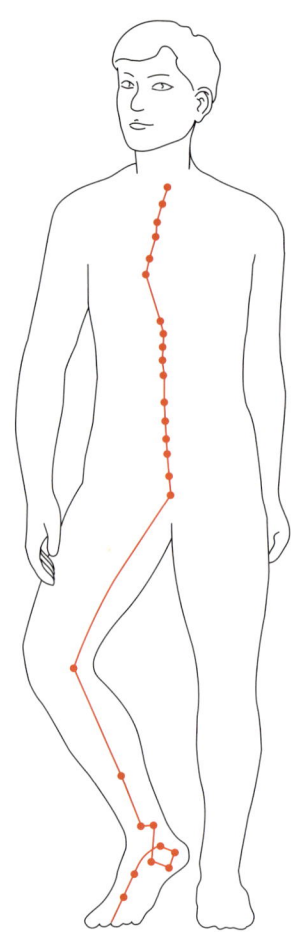

*Nierenmeridian*

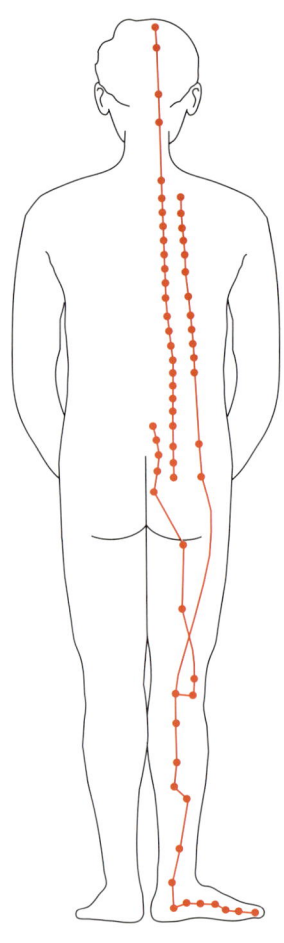

*Blasenmeridian*

**Meridiane –
die Grund-
lage jeder
chinesischen
Therapie.**

gültig, ob sie Kräuter verschreiben oder Akupunktur anwenden. Bei der Akupunktur oder der Akupressur kann der Energiefluss in einem Meridian auf ähnliche Weise verändert werden, wie sich der Wasserfluss in einem Gartenschlauch durch Fingerdruck regulieren lässt. Indem ein Arzt Meridiane stimuliert, die zu einem geschwächten Organ hinführen, kann er es stärken. Es wird die zugeführte Energie dankbar absorbieren. Verstärkt der Arzt jedoch die Qi-Impulse eines gesunden Organs, reagiert es womöglich übererregt. Auch

Kräutermedizin verändert die Lebensenergie von speziellen Meridianen und Organen.

Wegen der engen Vernetzung der Meridiane sind bei jedem Eingriff in den Energiehaushalt weit reichende Effekte auf andere Leitbahnen und jene Körperfunktionen möglich, für die sie zuständig sind. Diese Zusammenhänge lassen sich in Diagnose und Therapie nutzen. Wer Qi Gong praktiziert, regt Qi an, seine Wege, Kreuzungen und Pfade besser zu nutzen und den Regeln der Harmonie zu folgen. Außerdem bewirken Übungen wie der später vorgestellte »Kleine Energiekreislauf« eine Art »Straßenreinigung«.

Nach der chinesischen Theorie ist aktives, Yang-geprägtes Qi tagsüber an der Körperoberfläche stärker konzentriert als in der Tiefe. Das erscheint logisch im Sinne der tagsüber geforderten Leistung von Muskeln und Sehnen, der ständigen Wahrnehmung von Sinneseindrücken und der Gedanken, die nach außen gerichtet sind. Wenn es Abend wird, der Mensch zur Ruhe kommt und ermüdet, spielen diese äußerlichen Aktivitäten eine zunehmend geringere Rolle. Yang-Qi zieht sich ins Innere zurück, entspannendes Yin-Qi breitet sich aus. Im Schlaf ist der Mensch von seiner Umgebung fast vollständig abgeschnitten.
Die äußerliche Yang-Aktivität des Qi soll gegen zwölf Uhr mittags ihren Zenit erreichen und sich dann allmählich ab-

bauen. Das passive Yin-Moment dehnt sich hingegen gegen Mitternacht am meisten aus.

Die drei Schätze und die Meridiane, die Organe und die Substanzen gestalten das »Planetensystem« Körper. Wie die Forscher aller Epochen versuchten die chinesischen Gelehrten, ihre Beob-

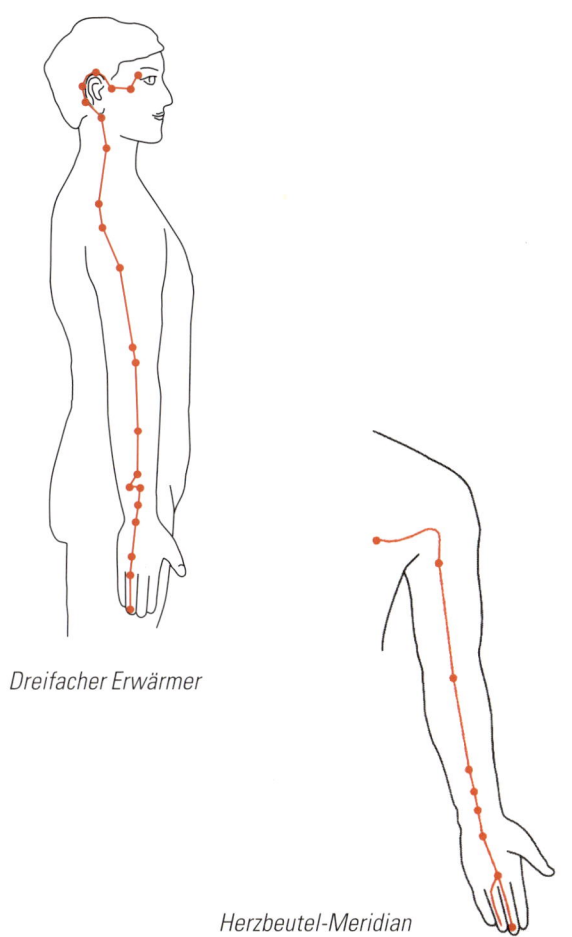

*Dreifacher Erwärmer*

*Herzbeutel-Meridian*

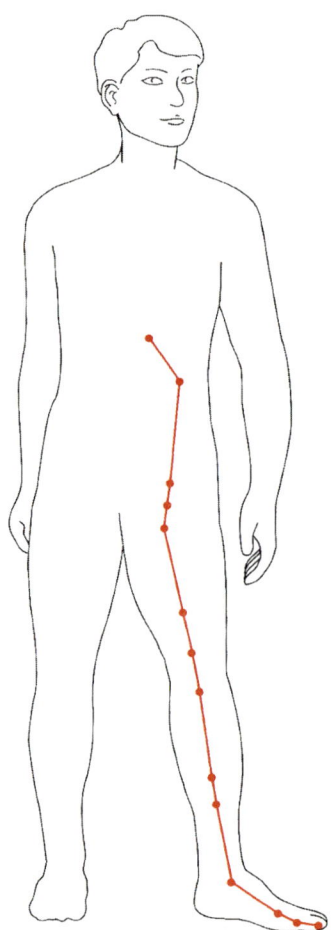

*Lebermeridian*

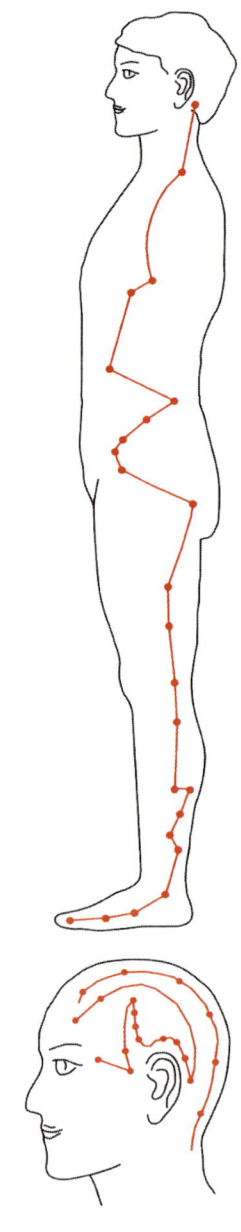

achtungen systematisch zu ordnen. Alle Vorgänge sollten Regeln untergeordnet werden, so dass Vorhersagen möglich wurden über die gesund erhaltenden oder krank machenden Wirkungen bestimmter Einflüsse. Dabei orientierten sich die Heilkundigen an dem ebenso faszinierenden wie heiklen Modell der »Fünf Wandlungsphasen«.

*Gallenblasenmeridian*

# Die Wandlungsphasen

Der Kosmos erschuf die Natur und die Natur den Menschen. In Anbetracht des unendlichen Alls erscheint er als ein recht bescheidenes Partikel. Da Lebewesen selbst ein Stück Natur sind, liegt für die chinesische Philosophie auf der Hand, dass das, was in der Natur zu beobachten ist, sich in anderer Form im menschlichen Körper wieder finden lässt.

Alle Dinge entsprechen demselben Kreislauf der Fünf Wandlungsphasen. Diese dienen als Schlüssel, um die Vorgänge in der Natur wie auch die Aktivitäten und Krankheiten der Organe zu verstehen. Um die Wandlungsphasen (auch die Fünf Elemente genannt) fassbar zu machen, wurden sie als Holz, Feuer, Erde, Metall und Wasser umschrieben. Im Prinzip verdeutlichen sie, wie der allmähliche Übergang von Yin zu Yang und wiederum zu Yin abläuft.

## Fünf Schritte, die das Leben bewegen

**Holz** steht für das Erwachen der Kräfte – ob im Frühling oder morgens beim Frühstück. So wie die Bäume zu grünen beginnen, schmiedet der Mensch seine Pläne und begibt sich an sein Tagewerk. Alles ist frisch, hoffnungsfroh, aber noch verhalten und längst nicht vollbracht.

**Feuer** umschreibt den Höhepunkt der produktiven Energie. So wie im Sommer, wenn die Sonne am höchsten steht und die Natur nicht weiter wächst. Auch eine Tageszeit, zu der man am leistungsfähigsten ist, ist eine »Feuerphase«.

**Erde** bedeutet Distanz und »in der Schwebe halten«. Jahreszeitlich wird ihr der Spätsommer zugeordnet. Wenn wir eine Situation überschauen, um uns zu entscheiden, ob wir eher eine aktive oder passive Rolle spielen wollen, befinden wir uns im Zustand der Erde. Sie hat reflektierenden Charakter und ist ein Bindeglied zwischen den anderen Elementen.

**Metall** bezeichnet eine Lage, in der die Kräfte erlahmen. Die feurige Energie hat sich beim Schmieden verbraucht und im Metall verfestigt. Das Werk ist vollbracht. Dem Metall entspricht der Herbst, wenn die Blätter vergilben und schließlich abfallen. Oder auch der Feierabend, wenn man nichts mehr erschaffen, sondern lediglich genießen will.

**Im Kosmos spiegelt sich das Einzelwesen.**

49

**Holz, Feuer, Erde, Metall, und Wasser.**

**Wasser** ist der Gegensatz zum Feuer. Die vitalen Energien sind so wie im Winter erloschen. Man will nichts mehr tun, sondern tief entspannen oder schlafen. Doch eben durch die Erholung wachsen neue Kräfte für den Morgen — und der Zyklus beginnt erneut.

Überall im Leben werden wir mit Einflüssen konfrontiert, die von einer Dosis Yin und von einer anderen Dosis Yang geprägt sind. In der Phase »Holz« wachsen die Yang-Kräfte an. Wenn »Feuer« herrscht, ist der Anteil von Yang am höchsten. Chinesische Gelehrte ordneten im Laufe der Jahrhunderte alle Phänomene einem der Fünf Elemente zu: Lebensmittel und Geschmacksrichtungen, Farben, Empfindungen, Klima, Himmelsrichtungen und auch die Körperorgane. Maßgeblich dafür war, welche Wandlungsphase für eine Erscheinung charakteristisch ist und sie besonders beeinflusst.

- Der Osten ist, weil dort die Sonne aufgeht, Holz. Der Süden ist Feuer, der Westen Metall, der Norden Wasser und die Erde das Zentrum, von dem aus sich die Himmelsrichtungen betrachten lassen.
- Weil Holz die Energien erwachen lässt, gehört zu ihm der Wind, der Bewegung schafft. Heißes Klima entspricht dem Feuer, Metall wird mit Trockenheit assoziiert, Wasser mit Kälte und die Erde, als Nährboden für alles, mit Feuchtigkeit.

- Feuer ist bitter, Holz sauer, Metall scharf, das Wasser salzig und die Erde süß.
- Feuer ist rot, Holz grün, Erde gelb, Metall weiß, Wasser schwarz.

Auch jedes Körperorgan gehört zu einem der Fünf Elemente. Doch man sollte immer im Auge behalten, dass die Bestimmungen relativ sind: Das Herz wird dem Element Feuer zugeordnet, weil es den Körper erwärmt. Erregte, hitzige Zustände sind mit schnellem Herzschlag verbunden, der ausreichend Blut in Nerven und Muskeln schickt. Doch auch das Herz braucht seine Wandlungsphasen: Auf eine hohe Aktivität muss Entspannung folgen. Das »Feuer« geht stufenweise ins »Wasser« des Schlafs über, wo die Pulsfrequenz niedrig ist. Eine andere Sichtweise ergibt sich, wenn man die Rollen der einzelnen Organe im Körper vergleicht. Dann erscheint das erwärmende Herz stets als »Feuer« gegenüber den Flüssigkeit spendenden Nieren.

- Im Zusammenhang der Organe werden das Herz als Feuer und die Nieren als Wasser verstanden. Die Leber wird mit »Holz« in Verbindung gebracht, die Milz mit der »Erde« und die Lunge mit »Metall«. Die zugehörigen Yang-Organe Dünndarm, Blase, Gallenblase, Magen und Dickdarm entsprechen jeweils der Wandlungsphase ihrer Partner.

- Blutbahnen und Zunge sind Feuer, Knochen, Zähne und Ohren Wasser; Bindegewebe, Sehnen, Nägel und Augen sind Holz, Muskeln, Lippen und Mund Erde, Haut, Haare und Nase sind Metall.
- Die Freude und das Herz stehen im Zusammenhang und folgerichtig gehören beide zum Element Feuer. Ebenso gehören Angst zu Wasser, Wut zu Holz, Sorge zur Erde und Trauer zu Metall.

Die Liste ließe sich beliebig verlängern. Aus westlicher Sicht erscheinen manche Entsprechungen nicht immer einsichtig. Man sollte die Fünf Wandlungsphasen nicht als ein streng logisches Bezugssystem betrachten. Den Chinesen diente es dazu, Beobachtungen zu ordnen: Eine südliche, brennende Sonne ist ebenso »Feuer« wie das Rot des Sonnenbrandes auf der Haut. Und weil der Freude ein großer Einfluss auf das feurige Herz beigemessen wird, subsumiert man auch sie unter dem Element Feuer. Wer einen sauren Geschmack im Mund hat und wütend ist, leidet vielleicht unter Leberproblemen. Denn die beiden Symptome gehören genau wie das Organ der Phase »Holz« an.

Die Wandlungsphasen helfen, von äußeren Phänomenen auf tief greifende Störungen zu schließen. Das chinesische System lehrt, dass viele unterschiedliche Dinge voneinander abhängig sein können, obwohl man auf den ersten Blick keinen Zusammenhang erkennt. Und es will verhüten, dass eine der Wandlungsphasen eine schädliche Übermacht im Leben erringt, wenn etwa zu viele feurige, hölzerne oder wässrige Einflüsse gegeben sind.

## Wie Gesundheit erschaffen und behütet wird

Ein harmonisches Zusammenwirken der Wandlungsphasen sorgt für das Gleichgewicht im Menschen und in der Natur. Es wird durch bestimmte Wechselwirkungen der Elemente untereinander reguliert.

**Chinesische Heilkunst denkt nicht in Schubladen.**

- Holz erzeugt Feuer, indem es verbrennt. Feuer erzeugt Erde, die durch die Asche entsteht. Erde bringt Metall hervor. Auf Metall kondensiert Wasser. Wasser wiederum lässt Holz wachsen. Diese Wirkungsrichtung wird als Erzeugungszyklus bezeichnet.
- Wasser kontrolliert Feuer, weil es löschen kann. Feuer kontrolliert Metall, weil es schmelzen kann. Metall kontrolliert Holz, weil es schneiden kann. Holz kontrolliert Erde, weil es sich in sie eingraben kann. Und die Erde kontrolliert wiederum Wasser, weil sie seinen Lauf vorgibt und seine Wege eindämmt. Diese Zusammenhänge ergeben den Kontrollzyklus der Elemente.

Es gibt noch weitere Wirkungszyklen zwischen den Wandlungsphasen, die jedoch in der Medizin nur eine untergeordnete Rolle spielen.

Die Regeln der Erzeugung und Kontrolle finden sich nach den Beobachtungen chinesischer Heilkundiger auch im menschlichen Körper. Die Leber (Holz) nährt das Feuer und insbesondere das Herz, indem sie Blut freigibt und die Energie gleichmäßig verteilt. In einem Energiekreislauf sorgen die Organe für die Aktivität eines jeweils anderen. Das Herz ist für die Milz verantwortlich, die Milz für die Lungen und die Lungen wiederum für die Leber.

**Lebensregeln für die Jahreszeiten.**

Die gegenseitige Kontrolle bedeutet im Körper, dass jedes Organ ein anderes »im Zaum hält«. Beispielsweise reguliert das Herz die Qi-Aktivität der Lunge. Es liegt in der Kraft des Herzens, die Tätigkeit der Lunge den Erfordernissen anzupassen.

Organische Störungen und Krankheiten können durch Unausgewogenheiten zwischen den Wandlungsphasen entstehen, zum Beispiel, wenn Erzeuger-Organe ihre Schützlinge nicht ausreichend versorgen. Wenn ein »Kontrolleur« Schaden nahm, kann er häufig nicht mehr die Funktionen seines »Untergebenen« auspendeln. So löst ein anfänglicher Schaden wie in einer Kettenreaktion immer mehr Störungen aus. Alle Organe können in Mitleidenschaft gezogen werden.

**Der Erfahrung vertrauen!**

Mit Hilfe der Fünf Wandlungsphasen entwickelten die Chinesen seit alters her eine Art universales Rezeptbuch für eine ausgeglichene und gesunde Lebensführung: Im »feurigen« Sommer sollten etwa Lebensmittel mit Vorsicht genossen werden, die derselben Wandlungsphase angehören. Ansonsten könnte der Feuereinfluss im Körper zu stark werden. Ein sehr feuchtes Klima (Erde) kann die Milz (ebenfalls Erde) in Mitleidenschaft ziehen und ebenso das von ihr kontrollierte Organ Niere (Wasser). Ist ein Organ geschwächt, weil es mangelhaft ernährt oder falsch kontrolliert wird, sollen Akupunktur oder Heilkräuter zur Kräftigung führen. Noch wichtiger aber ist es, den »Erzeuger« oder »Kontrolleur« ausfindig zu machen, der die Störung verursacht. Auch wenn diese Organe selbst keine Krankheitssymptome zeigen, muss ihr Qi gebremst oder unterstützt werden, damit der körperliche Energiekreislauf wieder normal verläuft.

Man sollte sich hüten, aus dem Modell der fünf Wandlungsphasen starre Schlussfolgerungen zu ziehen. Es kann zwar verblüffende Entsprechungen zu Tage fördern, aber auch die Chinesen wissen, dass es unmöglich ist, die Welt einem logischen Muster unterzuordnen. Sie nahmen ihre Zuordnungen recht freizügig vor und passten sie stets ihren konkreten Beobachtungen von Gesundheit und Krankheit an.

# Die schädlichen Einflüsse

Der menschliche Körper ist geschaffen, um gesund zu sein. Organe und Empfindungen sollen uns dienen, vorwärts bringen und vor Gefahren schützen. Nur wenn der Organismus mit so starken Kräften konfrontiert wird, dass er ihnen nicht im Rahmen seines natürlichen Gleichgewichts entgegenwirken kann, haben Krankheiten eine Chance.

Körper und Seele werden alltäglich von unendlich vielen Einflüssen bestürmt. Freude oder Stress, Kälte, Hunger oder auch ein Festmahl führen jeweils zu einseitigen Beanspruchungen. Der Organismus versucht, sein gesundes Gleichgewicht zu wahren, indem er nach der »Völlerei« den Appetit aufs Frühstück versagt. Bei frostigen Temperaturen lässt er uns die Hände reiben, auf Grippeviren reagiert er mit Fieber, um sie abzutöten. Je mächtiger die Einflüsse sind, die ihn belasten, desto schwerer wird seine Arbeit. Und manchmal ist er heillos überfordert oder erschöpft.

Die chinesische Heilkunde empfiehlt, auf die Einflüsse in drei Lebensbereichen zu achten, um Leiden vorzubeugen:

● **Die Lebensweise:** Wir können selbst durch gesunde Ernährung, ausreichend Bewegung und ein weises Maß an Entspannung und Aktivität, Genuss und Disziplin für gute Vitalität und Abwehrkraft sorgen.

● **Die Lebenseinstellung:** Pessimismus und Verbitterung stören und behindern auch die körperliche Vitalität. Naiver Optimismus macht hingegen sorglos vor Gefahren. Wer nur in der Arbeit einen Sinn entdeckt, lebt ebenso unausgeglichen wie ein lethargischer Faulpelz. Die Verdrängung von Gefühlen schadet – aber auch ihr exzessives Ausleben. Die enge Verbindung von Empfindungen und Körperfunktionen wurde bereits beschrieben. Jede einseitige, dogmatische Denkweise führt zu einer Selbstbeschränkung, die dem körperlichen und seelischen Streben nach umfassendem Ausgleich widerspricht. Großmut und Gelassenheit sorgen auch für körperliche Harmonie.

● **Die klimatischen Umstände:** Das Wetter können wir nicht beeinflussen. Schutz bieten eine gute körperliche Konstitution und eine angepasste Kleidung. Die Chinesen unter-

**Drei Bereiche sind wichtig: …**

**… Lebensweise, Lebenseinstellung und Klima.**

scheiden sechs klimatische Einflüsse: Hitze, Sommerhitze, Trockenheit, Feuchtigkeit, Kälte und Wind. Diese Begriffe bezeichnen jedoch nicht nur Wetterverhältnisse, sondern auch Zustände im Körper.

Klimaerscheinungen sind letztlich elementare Kräfte, die auf ihre Umgebung einwirken. Unter freiem Himmel tun sie das ebenso wie in unserem Inneren. Im Organismus gibt es Wind, der für Unruhe sorgt, Trockenheit aus Mangel an Körperflüssigkeit, Hitze bei großer Erregung, Feuchtigkeitsansammlungen oder Kälte.

## Der Wetterbericht für den Körper

**Hitze kann von innen und von außen kommen.**

Jedes Klima beschreibt eine Energieform, in der sich Yin und Yang auf spezielle Weise ausdrücken. Die Energie des Windes ist auf der Haut anders spürbar als die Energie der Hitze. Versucht man, Einflüsse in der Natur, im Körper und auch in der Psyche zu charakterisieren, können die Begriffe Wind, Hitze, Kälte, Feuchtigkeit und Trockenheit hilfreich sein. Die Chinesen unterscheiden, ob ein Klima von außen auf uns wirkt — zum Beispiel als Wetterfaktor — oder als ein innerer körperlicher Zustand aufgefasst werden muss. Heiße Sonnenstrahlen sind ein äußerer Einfluss, wenn aber aus Scham oder Überanstrengung das Blut zu Kopf steigt, macht sich ein innerer Einfluss bemerkbar. Ebenso können Krankheiten durch äußere Viren oder innere Geschwüre hervorgerufen werden.

Die sechs Einflüsse werden wie folgt unterschieden:

### Wind

Wind ist der Wandlungsphase Holz zugeordnet und sorgt entsprechend für Aufbruchsstimmung, Veränderung, Bewegung. Frischer Wind trägt das Alte fort und bestimmt durch seine Kraft, wie die Dinge in Zukunft liegen. Bläst er zu kräftig, sorgt er für Chaos und Zügellosigkeit.

Windiges Wetter kann vor allem die äußeren und oberen Körperregionen sowie die Atmungsorgane in Mitleidenschaft ziehen. Innerhalb des Körpers reagiert besonders die Leber auf windige, aufrührerische Einflüsse empfindlich, denn ihre Aufgabe ist es ja, für Gleichmäßigkeit und Harmonie zu sorgen. Flexible, dynamische Krankheitssymptome werden von chinesischen Ärzten oft als Windeinfluss gedeutet, etwa Ekzeme und Ausschläge, die kommen und gehen oder ihre Lage verändern, oder wandernde Schmerzen, Zuckungen und Krämpfe.

Im seelischen Bereich wird von windigen Einflüssen gesprochen, wenn Unrast oder chaotische Entscheidungen das Leben prägen. Betroffenen fehlt es an der Möglichkeit, sich an Erreichtem zu erfreuen, sich mit Gegebenem zu identifizieren. Man könnte sagen, dass die Wandlungsphase Metall nicht stark genug ist, ihre Kontrollfunktion über Holz auszuüben. Metall steht nach der Lehre der Fünf Elemente für das Gereifte und Geerntete.

### Hitze und Sommerhitze

Hitzephänomene gehören der Wandlungsphase Feuer an. Wärme an sich ist für den Körper und seinen Stoffwechsel lebensnotwendig. Zu hohe Außentemperaturen überfordern ihn jedoch oder führen – wie beim Sonnenstich – zum Kollaps. Unter zu viel innerer Hitze leidet der Körper zum Beispiel bei Bluthochdruck oder Fieber.

Auch Viren und Bakterien können den Körper von außen in Hitzezustände versetzen. Stechende Schmerzen, Rötungen, Schwellungen, Entzündungen und Vereiterungen sind Hitzesymptome. Gerötete Augen und Gesichtsfarbe, dicke gelbliche Beläge und Auswürfe gehören ebenfalls in diese Kategorie.

Nervosität, Stress und Leidenschaften vermögen das Gemüt zu erhitzen. Die Wandlungsphase Wasser soll für Kontrolle und Ausgleich sorgen. Das funktioniert nicht, wenn sie zu schwach ist, um ihren entspannenden Einfluss geltend zu machen. Für Betroffene ist deshalb Entspannungstraining empfehlenswert.

### Trockenheit

Trockenes Klima ist der Wandlungsphase Metall untergeordnet. Bei Dürre und mangelnder Luftfeuchtigkeit trocknet der Körper aus. Seine Gesundheit ist gefährdet, wenn er kein Wasser von außen erhält. Vor allem die Lunge kann nach chinesischer Auffassung von Trockenheit beeinträchtigt werden. Eine ihrer Funktionen ist ja, Wasser im Körper zu verteilen – doch sie kann nur richtig funktionieren, wenn ihr Wasser zur Verfügung steht.

Ebenso kann durch einen gestörten Wasserhaushalt oder den unmäßigen Verbrauch von Flüssigkeit durch die Organe eine kritische Situation entstehen. Letzteres ist etwa bei hohem Fieber der Fall, wenn inneres Feuer die Säfte verdunstet. Augenfällig geht Wasser durch Schwitzen verloren und im Extrem kommt es zu innerer Austrocknung.

Trockenheit wird durch die Wandlungsphase Feuer kontrolliert.

### Feuchtigkeit

Feuchtigkeit gehört zur Wandlungsphase Erde und ist ein Nährboden für Vitalität. Wenn sie sich jedoch festsetzt und nicht mehr angemessen verarbeitet werden kann, wird sie zu einer Belastung. Zu viel Feuchtigkeit schadet nach chinesischer Vorstellung vor allem der Milz.

**Kein Klima ist nur nützlich oder schädlich.**

55

Feuchte Kleidung auf der Haut macht den Körper klamm, kann Entzündungen oder rheumatische Beschwerden hervorrufen. Im Körper sorgt Feuchtigkeit für taube Schmerzen oder Druckgefühle, auf Körperteile und Seele wirkt sie wie eine dumpfe Last. Sie dämpft oder blockiert die Vitalität. Weil Feuchtigkeit schwer ist und herabsinkt, zeigen sich ihre Symptome vornehmlich in der unteren Hälfte des Körpers, etwa durch einen aufgeblähten Bauch, Durchfall oder Schwellungen der Beine.

Holz kontrolliert die Feuchtigkeit. Ist die Wandlungsphase Holz unzureichend im Leben vertreten, fehlt es womöglich an der Fähigkeit, schlechte Erfahrungen zu verarbeiten, ein unbefriedigendes Dasein zu neuen Ufern zu führen, produktiv zu sein. Negative Gedanken und Emotionen setzen sich wie Klumpen fest und beschweren die Psyche.

**Sechs Faktoren, die stören können ...**

### Kälte

Der Kälte entspricht die Wandlungsphase Wasser. Seit Beginn der Menschheitsgeschichte versuchen wir, uns immer effektiver vor ihr zu schützen. Viele Krankheiten — besonders natürlich Erkältungen — entstehen durch Kälteeinflüsse oder zu leichte Bekleidung.

Chinesische Heilkundige verstehen Kälte auch als Synonym für verminderte Lebensvorgänge. In diesem Fall fehlt es an wärmender Energie, um etwa das Herz kräftig schlagen zu lassen. Kälte nimmt immer dann zu, wenn ihr Gegenpart — die vitale Aktivität — abnimmt. Körperlich äußert sie sich durch Schmerzen, Frösteln, Fieber, Blässe, Organschwächen und Passivität.

Kontrolliert wird Kälte durch die Wandlungsphase Erde. Die Erde steht für den bodenständigen Blickpunkt auf die anderen Wandlungsphasen, ein ausgleichendes und verbindendes Verhalten. In diesem Sinne ist Erde ein Garant für das Weiterleben, Kälte hingegen bedeutet Stillstand. Wer Sinnlosigkeit oder Lethargie empfindet, kann sich nur befreien, wenn er über den aktuellen Stand der Dinge nicht den großen Horizont vergisst, der neue Einsichten ermöglicht. Das gelingt nur, wenn das moderate Element Erde der Kälte Einhalt gebietet.

Wenn einer der sechs Einflüsse für eine Störung im Organismus verantwortlich ist, sprechen die Chinesen vom »schädlichen Einfluss«. In der Praxis vermischen sich die Klimafaktoren häufig — zum Beispiel zu kaltem Wind oder feuchter Hitze — und rufen dann entsprechend vielschichtige Symptome hervor. Ein »schädliches« Klima dringt über die Haut oder die Atemluft in den Körper ein. Das »Abwehr-Qi« versucht, den Feind abzuwehren, was sich zum Beispiel durch ein Zusammenziehen der Hautporen (Gänsehaut) oder als Fieber bemerkbar macht. Gelingt es dem äußeren Einfluss, das Schutzschild zu überwinden, werden tiefere Schichten, die Organe und Funktionen des Körpers, betroffen. Auf eine frostige Winternacht folgt der Schnupfen. Auch die moderne Medizin sieht bei »Erkältungen« eine Verlangsamung von Lebensvorgängen: Minusgrade bremsen den Strom von Blut und Lymphe. Schadstoffe können weniger gut ausgeschieden werden, sammeln sich an und werden zum Nährboden für Krankheitserreger. Immunzellen können weniger schnell und reichlich zu ihnen transportiert werden.

In der chinesischen Medizin spricht man von einem »Kältemuster«. Hierzu gehört auch das hitzige Fieber, weil es eine Antwort auf die Kälte darstellt. Weitere typische Kältesymptome sind Blässe, Lustlosigkeit, Durchfall und natürlich auch Schnupfen und Husten. Im Verlauf der Krankheit tritt der anfängliche Auslöser nicht selten in den Hintergrund, zum Beispiel, wenn das Fieber außer Kontrolle gerät und eine gefährliche Höhe erreicht. Folge des Kälteeinbruchs können heftige Entzündungen und Vereiterungen sein, die – gemeinsam mit extremem Fieber – nun ein Hitzemuster darstellen. Im »feurigen« Kampf gegen Krankheitserreger schädigen Abwehrkräfte auch den eigenen Körper.

Chinesische Mediziner gehen flexibel auf die sich stetig ändernde Großwetterlage im Körper ein. Für sie zählt, welche äußeren oder inneren Einflüsse im Augenblick prägend sind. Sie beschreiben eine Erkrankung nicht definitiv als Arthritis, Rheuma, Bronchitis oder Migräne, um ihr wie nach Katalog ein spezielles Medikament zuzuordnen, das Abhilfe schaffen soll. Weil jede Ursache ungeahnte Folgen haben kann, Krankheitsbilder sich verselbstständigen und in andere übergehen, muss immer wieder neu überprüft werden, welche Kräfte am Wirken sind. Auf Grund dieser Diagnose werden Heilkräuter zusammengestellt oder Akupunkturpunkte gewählt, die individuell auf den Zustand des Patienten ausgerichtet sind.

## Kommt die Störung von innen oder von außen?

Wenn einer der sechs Einflüsse in den Körper eindringt, kann er den Körper so stark in Mitleidenschaft ziehen, dass die Krankheit zu einer »innerlichen« wird: Die permanente schädigende Wirkung des Alkohols zerstört die Leberzellen. Auch wenn der Patient nicht mehr trinkt, muss in der Folge die körpereigene Fehlfunktion der Leber therapiert werden.

Wenn Krankheitssymptome sehr plötzlich einsetzen und wie durch einen heftigen Ruck Unwohlsein hervorrufen, vermuten chinesische Mediziner einen krank machenden Einfluss von außen: Irgendein Erreger, extreme Wetterumstände oder Allergien hervorrufende

**... wenn die Abwehrkräfte geschwächt sind.**

**Plötzliche Störungen kommen von außen.**

Substanzen waren stärker als das Immunsystem.

Deutlich davon zu unterscheiden ist ein schleichender Krankheitsverlauf: Die Symptome sind anfangs nur schwach zu spüren. Sie machen nicht unablässig zu schaffen, kehren aber immer wieder. Ganz allmählich verschärft sich das Leiden. Hier führte ein äußerer Einfluss vielleicht zu einer fundamentalen Organstörung. Oder die Störung kommt von innen. Sie kann zum Beispiel erblich oder psychosomatisch bedingt sein. Die sieben Emotionen gelten als potenzielle innere Krankheitsfaktoren. Bei allen chronischen Krankheiten müssen innere Einflüsse therapiert werden, die sich im Körper festgesetzt haben. Nicht mehr die Abwehr eines bösen Eindringlings ist gefragt, sondern die Harmonisierung von körperlichen Prozessen.

# Medizin als Detektivarbeit

Als die chinesische Heilkunde vor Jahrtausenden entstand, gab es die heutigen Techniken, um das Innere des Körpers zu erforschen, noch nicht. Und Operationen waren – wie Obduktionen – selten. Eine andere Form der Diagnose wurde daher mit großer Sorgfalt entwickelt: die scharfe Wahrnehmung von äußeren Zeichen am Patienten, die auf seinen inneren Zustand hinweisen. In langer Tradition wurden Eindrücke, Beobachtungen und Indizien gesammelt. Sie sollen Rückschlüsse auf tiefere Störungen zulassen, so wie man von Regentropfen an der Fensterscheibe auf Wolken am Himmel schließt. Natürlich sollte niemand auf die modernen schulmedizinischen Untersuchungsmethoden verzichten. Doch begleitend oder vorbeugend kann der Rückgriff auf den chinesischen Erfahrungsschatz enorm wertvoll sein. Auf ihm basieren nicht nur die »alternativen« Heilmethoden der Chinesen. Ihre Diagnostik spürt zudem Störungen auf, die im westlichen Sinne noch nicht als Krankheitsbild gelten.

Chinesische Ärzte merken sehr früh, ob in Körper oder Seele eine gefährliche Tendenz herrscht, und versuchen, sie zu beheben. Westliche Mediziner greifen oft erst dann ein, wenn sich diese Tendenz konkret in einem Leiden niederschlägt. So etwa, wenn das Herz durch Stress oder falsche Ernährung bereits geschädigt wurde.

Die chinesischen Ärzte des Altertums waren einem besonderen Ethos unterworfen: Als ihre wichtigste Aufgabe galt es, Krankheiten zu verhindern. Ein Arzt, der seinem Patienten ein Leiden nicht ersparen konnte, verlor an Ansehen. So ist es kein Wunder, dass die Früherkennung und Prävention eine der größten Stärken der chinesischen Medizin darstellt.

**Früherkennung heißt die Parole.**

Der Laie kann sich nicht mit der geschulten, kunstfertigen Wahrnehmungsgabe der Fachleute messen. Gleichwohl regen die wichtigsten Erkenntnisse der Chinesen dazu an, eigene, scheinbar unwichtige Symptome ernster zu nehmen. Körper und Seele weisen ständig – und oft verschlüsselt – darauf hin, ob es ihnen besser oder schlechter geht. Wer seinen inneren Regungen mehr Aufmerksamkeit schenkt und sie als Botschaften auffasst, erweitert seinen Horizont beträchtlich: Der Zusammenhang zwischen körperlichen »Merkwürdigkeiten« und schädlichen Gewohnheiten wird eher und schärfer bewusst.

## Was der Arzt wissen will

Die Kunst der Wahrnehmung üben chinesische Naturheilkundige in drei Disziplinen: dem Beobachten, dem Tasten und Fühlen sowie dem Hören und Riechen. Als weiterer wichtiger Weg zur Diagnose kommt die Befragung des Patienten hinzu.

Gefragt wird vornehmlich nach seinem Befinden, dem bisherigen Verlauf eines Leidens, früheren Erkrankungen, Lebens- und Ernährungsgewohnheiten, psychischen Problemen und der Stimmungslage.

Beobachtet werden Ausstrahlung, Körperhaltung, Bewegungen, Gesicht, Zunge und Augen des Patienten.

Gehört werden seine Stimme, Geräusche im Körper und sein Atmen, gerochen werden Körperduft und Atem.

Getastet und gefühlt werden sein Puls, sein Leib, seine Temperatur und seine Haut.

Bei allen auffälligen Symptomen wird überlegt:

- Sind sie eher durch Yin oder durch Yang bestimmt?
- Entstanden sie eher durch innere Einflüsse (Stress, Emotionen, falsche Ernährung) oder durch äußere (wie etwa Infekte)?
- Sind körperliche oder seelische Defizite verantwortlich oder, im Gegenteil, Überlastungen?
- Zeugen die Symptome eher von einer

**Ungewohnte Formulierungen der chinesischen Heilkunst: Übermaß und Mangel.**

übersteigerten oder einer herabgesetzten Aktivität?

Yin oder Yang, innen oder außen, Mangel oder Übermaß, aktiv oder passiv sind die wichtigsten Kriterien, um eine Erkrankung einzuordnen. Um Aktivität oder Passivität zu bezeichnen, verwenden die Chinesen auch hier die Begriffe »Hitze« und »Kälte«. Die traditionelle chinesische Medizin umschreibt Krankheitsbilder nicht mit den uns bekannten Begriffen wie Bluthochdruck oder Arthritis, sondern spricht von »loderndem Leberfeuer« oder »Kälte blockiert die Leitbahnen«.

Schädliche Einflüsse, die von außen in den Körper eindringen, werden zugleich als Überlastungen oder Übermaß interpretiert. Denn anfänglich bedeutet ein Infekt ja tatsächlich, dass eine zusätzliche Kraft den Organismus stört. Degenerative Erscheinungen – etwa Abnutzungen der Gelenke oder Muskelschwäche – sind Mangelerkrankungen. Jede Definition ergibt sich aus ihrem Nutzen und der aktuellen Situation. Muskelverspannungen können zum Beispiel aus einer akuten Überbeanspruchung wie zum Beispiel Hochleistungssport erwachsen. Somit liegt die Ursache der Erkrankung in übersteigerter Yang-Aktivität, die vermindert werden sollte. Gleichwohl bedeutet die eingeschränkte Fähigkeit der Muskeln einen Mangel.

Auch Stockungen und Blockaden von

Blut oder Qi werden als Übermaß angesehen. Denn dann kommt es zur übermäßigen Konzentration dieser Substanzen. Dadurch gewinnen sie die Macht, die natürliche Zirkulation zu bremsen und wiederum einen Mangel auszulösen – etwa schlechte Durchblutung. Die ärztliche Diagnose versucht, das komplizierte Krankheitsgeflecht zu ordnen und möglichst alle Faktoren wie in einem Puzzle zusammenzufügen. Dabei sind zwei Fragen wesentlich: Besitzt der Körper zu wenig Energie (herabgesetzte Aktivität), oder ist in einem Bereich zu viel Energie vorhanden (heraufgesetzte Aktivität)? Und: Entsteht die Störung, weil eine Kraft zu stark auf ihn wirkt (Übermaß), oder ist ein notwendiger Einfluss zu schwach (Mangel)? Mehrere Kombinationen sind möglich. Aus den Antworten ergibt sich, ob entweder Yin oder aber Yang im Übermaß wirken, oder ob eine der beiden Strömungen ungenügend ist. In jeder Richtung sind Extreme von Übel.

- Herrschen im Organismus zugleich Mangel und eine herabgesetzte Aktivität? Dies ist zum Beispiel bei Unterernährung der Fall. Die Bewegungen sind schwach, weil die Versorgung zu dürftig ist. Die Diagnose lautet: Dem Körper fehlt es an kraftbringendem Yang.
- Leidet der Körper unter Mangel gepaart mit heraufgesetzter Aktivität? Hierzu ein Beispiel aus der westlichen Medizin: Schilddrüsenüberfunktion kann durch einen Jodmangel hervorgerufen werden. Nach chinesischer Deutung fehlen dem Körper Yin-Fähigkeiten, die seine Aktivität zügeln und kontrollieren.
- Übermaß und eine heraufgesetzte Aktivität können bedeuten: Ein Virus löst Fieberwallungen oder Entzündungen aus. Der Körper leidet unter Yang-Phänomenen, die gelindert werden müssen.
- Übermaß und herabgesetzte Aktivität gibt es in diesem Fall: Die Hand ist zwar muskulös genug (Yang), um ein Gewicht zu heben. Doch Temperaturen weit unter Null (Yin), machen sie fast bewegungsunfähig. Hier ist ein Übermaß von kaltem Yin-Einfluss für die Erstarrung verantwortlich. Im Prinzip gibt es nicht zu wenig Yang – doch es wird durch zu viel Yin bedrängt.

## Welche Spuren der Arzt verfolgt

Im Gespräch mit dem Patienten werden speziell Fragen nach den oben genannten Zeichen gestellt:

- Besteht ein starkes **Bedürfnis nach Wärme**, heißen Getränken, für die Witterung sehr fester Kleidung und große Scheu vor Kälte? In diesem Fall sucht der Körper nach Ausgleich für kalte Yin-Einflüsse, die ihm zu schaffen machen. Umgekehrt lässt eine

**Die Wünsche des Patienten weisen den Weg zur Diagnose.**

Neigung für alles Kühle auf übersteigerte Aktivität und innere Erhitzung schließen. Bei Völle- und Druckgefühlen hat der Körper meist mit einem Eindringling zu kämpfen, flaue und ausgezehrte Empfindungen sprechen für eine schwache Konstitution. Auch die Art eines Schmerzes – dumpf, ziehend, scharf oder pulsierend – spielt eine Rolle.

- Durchfall ist oft ein Indiz für mangelndes Yang, Verstopfung hingegen für zu viel Hitze. Einschlafprobleme und Schlaflosigkeit sowie Schweißausbrüche in der Nacht deuten ebenfalls auf Überaktivität hin.

**Haltung und Bewegungen** des Körpers geben Aufschluss über das allgemeine Befinden.

- Bei gebeugtem Rücken, gesenktem Kopf, hängenden Schultern und Armen wirken oft Sorgen, psychische Probleme oder Organschwächen geradezu niederdrückend. Bestätigt wird ein solcher Eindruck, wenn die Bewegungen zaghaft, langsam, zittrig oder ängstlich sind. Entweder besitzt der Patient zu wenig Yang, um sich körperlich und seelisch stabil zu halten, etwa bei Ziellosigkeit, Unterernährung oder mangelnder Hormonproduktion. Oder es herrscht ein extremer Yin-Einfluss vor – zum Beispiel durch eine Unterkühlung.
- Hektische, ruckartige, nervöse oder gewaltsame Bewegungen zeugen

**Beobachtungskunst fernöstlicher Tradition.**

von überzogener Yang- oder mangelnder Yin-Energie. Innere Anspannung und das Gefühl, ständig etwas erledigen zu müssen, finden Ausdruck in der Motorik. Ebenso kann eine Hyperaktivität eines Organs vorliegen, die den ganzen Körper in Aufruhr versetzt. Vielleicht ist aber nicht zu hohe Aktivität das eigentliche Problem, sondern die Unfähigkeit, sich zu erholen. Manche Menschen fühlen sich im Gleichgewicht, solange sie tätig und in Bewegung sein können. Doch es fällt ihnen schwer, Muße zu finden. Ihre entspannenden Yin-Kräfte sind zu schwach ausgeprägt. So knabbern sie, wenn keine Aufgaben zu erledigen sind, an ihren Fingernägeln, blicken unruhig umher oder blättern fahrig in Zeitschriften. Wenn Körperorgane unter Yin-Mangel leiden, ist die Diagnose ähnlich: So treten Herzrhythmusstörungen mitunter nur im Ruhezustand des Patienten, nicht aber bei Belastungstests auf. Wenn der Arzt eine Yin-Schwäche beim Patienten diagnostiziert, kann generell die Fähigkeit eines Organs gestört sein, aktive Yang-Energie harmonisch in sich aufzunehmen, zu verteilen und abzuleiten. Zur Verdeutlichung ein Vergleich: Eine Wiese überschwemmt nicht nur, wenn zu viel Regen fällt, sondern auch, wenn ihr Boden zu hart ist, um normalen Niederschlag zu absorbieren.

- **Fahle Haut** und Gesichtsblässe wirken — wenn sie nicht zur Anlage eines Menschen gehören — ungesund. Schockierende, traurige, niederschmetternde Erlebnisse machen uns blass. Ebenso aber ein Mangel an vitalen Regungen, ein Stubenhockerdasein oder Gram. Ein weißes Gesicht deutet auf starken Kälteeinfluss hin.
- Ein gerötetes Gesicht zeugt von Hitze. Bluthochdruck oder eine Neigung zu nervlicher Übererregung können eventuell die Auslöser sein.
- Violette und dunkle Verfärbungen im Gesicht weisen auf Stockungen im Blutfluss hin.

- Die **Augen** sind zwar besonders der Leber verbunden, geben aber nach chinesischer Anschauung zudem über die allgemeine Konstitution eines Patienten Aufschluss. Sie spiegeln unser Shen und unsere Gefühle wieder, die wiederum mit allen Organen in Beziehung stehen. Wenn wir mutlos, bedrückt oder krank sind, wirkt der Blick dumpf und verschleiert. Ein unsteter, fliehender oder gesenkter Blick zeigt, dass unser Shen durch eine Störung beeinträchtigt ist. Sind die Augen zugleich gerötet, wirkt ein übermäßiger Hitze- oder Yang-Einfluss auf den Patienten.

Die **Zungendiagnose** ist eine der wichtigsten Methoden chinesischer Mediziner, um die Situation eines Patienten zu erfassen. Die Zunge reagiert sensibel auf verschiedenste Störungen in allen Regionen des Körpers.

- Auffällige Symptome sind eine heftige Rötung oder aber starke Blässe der Zunge. Im ersten Fall beeinflusst Hitze, im zweiten Kälte den Körper zu stark. Dunkelrote und violette Verfärbungen weisen auf Stauungen hin. Eine veränderte Form oder eingeschränkte Beweglichkeit der Zunge können mit verschiedenen Krankheitsbildern verknüpft sein.
- Auch der Belag und die Feuchtigkeit der Zunge liefern wichtige Indizien. Nach chinesischer Vorstellung bildet er sich durch Abbauprodukte der Ernährung. Ein sehr dicker gelber Belag kann deshalb auf erhöhten Stoffwechsel infolge außerordentlicher Yang-Aktivität hindeuten. Fehlender Belag lässt Mangelerscheinungen vermuten. Bei einer sehr trockenen Zungenoberfläche fehlt es an feuchtigkeitsspendendem Yin — entweder, weil zu große Hitze austrocknend wirkt, oder aber der Körper nicht genug Flüssigkeit verarbeitet.

Im **Klang der Stimme** drückt sich ähnlich wie in der Körperhaltung der Gesamtzustand eines Menschen aus.

- Bei einer schwachen, leisen, unsicheren Sprechweise scheinen die Kraft und die Versorgung des Organismus unzureichend. Auch wer

**Aus der Stimme den inneren Zustand heraushören.**

zaudert, erschöpft oder verwirrt ist, neigt zu einer dünnen Tonlage. Für eine zielsichere und bestimmte Fonetik ist ein gewisser Yang-Einfluss nötig, der bei schwächlicher Stimme untergraben zu sein scheint. Auffälligkeiten der Sprechweise können auf Störungen der Lunge hinweisen, weil sie in enger Verbindung zu den Stimmbändern steht.

- Übertrieben laut und dröhnend artikulieren sich im Gegensatz dazu Menschen, die durch ungezügeltes Yang angefeuert werden. Geltungssucht, starke Extrovertiertheit oder Selbstüberschätzung sind die Folge verkümmerter oder überforderter Yin-Energien, die Demut und Toleranz erlauben. Bei vielerlei Hitze-Erkrankungen – auch zum Beispiel im Fieber – wird die Stimme kraftvoller und dunkler. Unduldsamkeit und Aggressivität gehen häufig damit einher.
- Kurzatmigkeit zeugt von Schwäche. Chinesische Ärzte verstehen es, feinste Geräuschnuancen beim Luftholen zu interpretieren.

**Kernstück der Untersuchung: das Pulstasten.**

Im Gegensatz zu früheren Zeiten, in denen auch die Körperausscheidungen genau untersucht wurden, spielen **Geruchswahrnehmungen** heutzutage bei der Diagnosestellung nur noch eine geringe Rolle.

- Faulige »Düfte« sind eher Yang, säuerliche und scharfe eher Yin zuzuordnen.

Nur mit Hilfe ihrer Hände konnten die chinesischen Ärzte des Altertums feststellen, ob Organe in ihrer Form oder Lage krankhaft verändert waren. Auch heute noch spielen das Abtasten und Abklopfen eine wichtige Rolle. So lassen sich zum Beispiel Schwellungen erfühlen, die oft entstehen, wenn das Qi blockiert ist. Beklopft der Arzt Körperregionen, kann er aus dem vollen oder hohlen Klang heraushören, ob ein Organ über- oder unterversorgt ist. Sehr wichtig sind hierbei auch die Reaktionen des Patienten:

- Wenn Druck zur Linderung eines Leidens führt, muss von einer mangelhaften Versorgung ausgegangen werden.
- Löst die äußere Berührung hingegen Beschwerden aus, gibt es einen starken krank machenden Einfluss, der den Körper belastet. So etwa, wenn sich bei Magendarminfekten der Bauch aufbläht.

Das **Pulstasten** ist die kunstvollste, schwierigste und oft auch aufschlussreichste Methode der chinesischen Diagnostik. Fernöstlichen Ärzten dient der Puls zu weit mehr als den Schulmedizinern. In jahrhundertelanger Tradition erforschten sie ihn als Sprachrohr sämtlicher Erkrankungen. Jeder Umschwung im Organismus verändert den Puls. In detektivischer Arbeit stellten die Chinesen Beziehungen zwischen speziellen Symptomen und Störungen sowie Pulsmerkmalen fest. Meistern der Diagnose gelingt es, aus unzähligen Pulsakzenten vielschichtige Krankheitsbilder zu lesen. Unterschieden werden rund 30 Pulsqualitäten, die in vielen Kombinationen auftreten können.

Der Puls wird an beiden Handgelenken und dort auf drei Druckebenen gelesen. Der Arzt legt dazu Zeigefinger, Mittelfinger und Ringfinger auf die Pulsschlagader unterhalb des Daumenballens.

- Am linken Handgelenk soll der Puls unter dem Zeigefinger vor allem über das Herz Auskunft geben, der Mittelfinger erspürt den Zustand der Leber und der Ringfinger den der »Feuerniere«, das ist die rechte Niere, die das Nieren-Yang repräsentiert.
- Am rechten Handgelenk bringt der Puls direkt unter dem Daumenballen den Zustand der Lunge zum Ausdruck, die beiden Positionen daneben den der Milz und der linksseitigen »Wasserniere«, die das Yin der Nieren repräsentiert. Auch Rückschlüsse auf die jeweils zugehörigen Yang-Organe sind möglich.

Anfangs übt der Therapeut nur schwachen Druck auf das Handgelenk des Patienten aus, um den Puls zu fühlen. Es folgt die Diagnose bei mittlerem und stärkerem Druck. Manchmal lässt sich der Puls nur in einer der drei Positionen feststellen und manchmal in allen dreien, aber mit unterschiedlicher Qualität.

- Ein sehr kräftiger, schneller oder gar rasender Puls zeugt meist von übermäßigen Yang-Einflüssen. Ebenso lautet die Diagnose bei einem Puls, der sich vor allem an der Oberfläche bemerkbar macht. In diesem Fall versucht sich der Körper womöglich gegen einen Einfluss von außen zu wehren.
- Ein schwacher oder dünner Puls, der sich zudem vor allem in der dritten Position tasten lässt, wird mit körperlichen Mangelerscheinungen in Verbindung gebracht (Yin). Auch unregelmäßige Pulsarten legen den Verdacht auf zu wenig Qi oder innere Blockaden nahe.

Viele westliche Mediziner erkennen die Fähigkeit guter chinesischer Ärzte an, mit Hilfe der Pulstastung treffende Diagnosen zu stellen. Die Stärke der chinesischen Medizin liegt zum einen in ihrer Möglichkeit, Störungen aufzuspüren, die für die Schulmedizin oft gar nicht existieren. Und zweitens kann sie den Körper auf eine Weise beeinflussen, die dem Westen fremd, aber trotzdem effektiv ist. Sie füllt somit »weiße Flecken« auf der Landkarte der Schulmedizin und zeigt, dass unser technokratisches Weltbild bestimmte Einflüsse nicht erfassen kann. Umgekehrt fehlt die nüchterne Analyse biologischer Vorgänge. Wer die Stärken beider Medizinsysteme nutzt, gleicht zum eigenen Wohl ihre Schwächen aus.

**Störungen, die für Schulmediziner kaum existieren, werden wahrgenommen.**

# Heilende Kräuter

**Heilpflanzen wurden neu entdeckt.**

Pflanzen leben auf der Erde schon weit länger als der Mensch. Anders als Tiere können sie nicht vor ihren Feinden flüchten oder vor klimatischen Extremen Schutz suchen. Wo sie einmal Wurzeln geschlagen haben, müssen sie bleiben, auch wenn die Lebensbedingungen ungünstig sind. Im Laufe ihrer Evolution bildeten sie deshalb Kräfte heran, mit denen sie sich gegen vielerlei Parasiten und natürliche Feinde behaupten. Überall in der Welt passten sie sich unterschiedlichsten Eigenheiten von Boden, Temperatur und Wetter an. Von diesen Stärken der Pflanzen profitiert der Mensch. Heilpflanzen wie Kamille, Pfefferminze oder Melisse sind hierzulande jedem geläufig. Die Brennnessel, die im Garten oft als Unkraut angesehen wird und auf Berührungen aggressiv reagiert, soll als Heilmittel erstaunliche und vielseitige Wirkungen haben. Ebenso das Öl des Teebaumes, der in sumpfigen Regionen Australiens beheimatet ist, die einen optimalen Lebensraum für Krankheitserreger darstellen. Gegen sie entwickelte der Baum immunisierende und keimtötende Substanzen. In letzter Zeit machen Studien über das Johanniskraut Furore, die ihm eine vielfach bessere und nebenwirkungsärmere Wirkung auf seelische Leiden wie Depressionen bescheinigen, als Psychopharmaka sie besitzen.

Von den chinesischen Heilpflanzen ist in Europa die Ginsengwurzel am besten bekannt. Sie ist ein sehr rares Geschöpf und wird in unterschiedlicher Zubereitung und Qualität angeboten. Im Westen sind die Tonika aus Ginseng populär. Je preiswerter ein Fläschchen ist, desto mehr wurde die Ginsengsubstanz zumeist gestreckt. Die Liste der Wirkeigenschaften, die dem Ginseng zugeschrieben werden, ist lang: Er soll das Immunsystem und den Kreislauf stärken, Verkalkungen vorbeugen, die Konzentrationsfähigkeit und die allgemeine Vitalität erhöhen, bei Erschöpfung helfen und nicht zuletzt die Potenz steigern. Eine ähnliche Wirksamkeit wird auch frischem Knoblauch zugeschrieben.

Eine Illusion ist der Glaube, Pflanzenstoffe wirkten immer sanft und niemals schädigend, nur weil sie von Mutter Natur stammen. Auch sie können Giftstoffe in den Körper bringen oder gefährliche Nebenwirkungen haben. Falsche Dosierungen, schlechte Kombinationen und auch regelmäßiger Konsum belasten in vielen Fällen den Organismus. Pflanzen besitzen heilende Eigenschaften, wenn die Anwendung den aktuellen Bedürfnissen des Organismus entspricht. Stets muss geprüft werden, ob sich bestehende Leiden mit bestimmten Wirkstoffen vertragen. Insbesondere allergische Reaktionen können ein Problem darstellen. Hautveränderungen oder andere Beschwerden nach der Einnahme müssen sofort mit dem Arzt besprochen werden. Unter diesen Voraussetzungen können Naturheilmittel eine nützliche und schonende Alternative zu chemischen Präparaten sein.

Beispiele für die Anwendung pflanzlicher Heilmittel, die in unserem Kulturkreis gebräuchlich und leicht erhältlich sind, gibt die folgende Übersicht. Eine individuelle Beratung durch Mediziner oder Apotheker ist unbedingt zu empfehlen. Die Selbstbehandlung mit diesen Mitteln entspricht jedoch nicht der komplexen chinesischen Kräuterheilkunde, die anschließend beschrieben wird.

## Beschwerden und mögliche pflanzliche Heilmittel

- **Abgespanntheit:** Sanddornsaft, Ginsengpräparate, Kamillentee, Brennnesseltee bei Eisenmangel
- **Akne:** Brennnesseltee, Teebaumöl zum Einreiben
- **Depression:** Johanniskraut in Form von Kapseln, Tees oder Tropfen, Ginseng-Präparate
- **Durchfall:** Kamillen- oder Ringelblumentee
- **Erkältungen:** Brennnesseltee, Kamillentee, Pfefferminzöl zum Inhalieren
- **Herpes simplex:** Melissenpräparate zum Abtupfen der betroffenen Hautzonen; auch die ätherischen Öle der Melisse können helfen
- **Kopfschmerz:** Melissen- oder Lavendeltee, Johanniskraut zum Einreiben (Vorsicht: Macht lichtempfindlich, was zu Hautreizungen führen kann.), Fichtennadel- oder Pfefferminzöl zum Einreiben
- **Magenschmerzen:** Kamillen-, Ringelblumen- oder Melissentee
- **Nervosität:** Baldriantropfen, Johanniskrauttee, Hopfentee, Melissen- oder Lavendeltee, Hopfenkissen als Einschlafhilfe – der beruhigende Wirkstoff wird über die Atemluft aufgenommen
- **Rückenschmerzen:** Johanniskraut- oder Fichtennadelöl zum Einreiben, Schafgarbentee, Wärmekissen
- **Stärkung des Immunsystems:** Frisches Obst und Gemüse, Ginseng entweder frisch in Scheiben geschnitten oder als Präparat – bei Herzkreislaufstörungen jedoch niemals ohne Befragung eines Facharztes, Knoblauch (am besten frisch), Zwiebeln
- **Verstopfung:** Flohsamenpulver zur

**Auch Pflanzen können gefährlich sein!**

Einnahme mit Wasser, Schafgarbentee, Leinsamen

- **Zahnschmerzen:** Spülungen mit Nelkenöl, Kamille, Melisse, Salbei

## Chinesische Pharmakologie

**Das jahrtausendealte Wissen ...**

Vor weit über 5000 Jahren soll der chinesische Kaiser Shen Nong die chinesische Heilpflanzenkunde begründet haben. Die Chinesen zeigten seitdem aber ebenso für mineralische und tierische Stoffe ein großes Interesse. Schier alles, was die Natur zu bieten hatte, wurde auf seinen Nutzwert für ein besseres, gesünderes und längeres Leben überprüft, auch Baumrinde, Insekten, tierische Knochen, Innereien, tierische Sekrete und Geschlechtsorgane. Auf Substanzen dieser Art schwören viele Chinesen heute immer noch, auch wenn sie dadurch mit einigen Naturschutzabkommen über Kreuz liegen. Bei uns ist der Verkauf von Heilmitteln, für die gefährdete Tierarten verarbeitet werden, verboten.

In China, Taiwan oder Vietnam sind Heilkräuter als Hausmittel sehr populär. Familienrezepte, die robuste Gesundheit und Vitalität versprechen, werden über Generationen überliefert. Es gibt sagenhafte Berichte über bestimmte Zubereitungen, die zu einem Lebensalter von weit über 100 Jahren bei großer körperlicher und geistiger Stärke und sexueller Potenz verholfen haben sol-

**... wurde lange Zeit mündlich weitergegeben.**

len. Fernöstliche Kräuterapotheken halten gesäuberte Wurzeln, Kräuter oder Pflanzenteile in großen Schubladen bereit. Die regionale Herkunft einer Heilpflanze wird als sehr entscheidend für ihre Qualität angesehen.

Die Apotheker verarbeiten die Heilmittel meist erst dann zu flüssigen Stärkungsmitteln, Tabletten oder Salben, wenn das ärztliche Rezept vorliegt. So bleibt die Frische der Bestandteile besser gewahrt. Hausmittel werden von den Familien oft selbst hergestellt, zum Beispiel indem Pflanzenteile in Flaschen mit Reiswein über mehrere Monate eingelegt werden. Traditionelle Heiler sind im Fernen Osten auch deshalb weiterhin populär, weil sie das Weltbild der Menschen zum Ausdruck bringen. Viele haben ein weniger entfremdetes Verhältnis zur Gesundheit als wir im Westen. Die Vorstellung vom Körper als einer seelenlosen Maschine, die bei Bedarf dem Medizintechniker zur Reparatur überlassen wird, widerspricht dem traditionellen Denken. Allerdings gibt es oft auch nur unzureichende schulmedizinische Einrichtungen, die eine Behandlungsalternative darstellen könnten, und sie sind teurer.

Ihre Bedeutung als »offizielle« Medizin Chinas verlor die traditionelle Heilkunde bereits seit Ende des 19. Jahrhunderts. Die Erkenntnisse der westlichen Wissenschaft setzten sich durch. Erst in den Fünfzigerjahren dieses Jahrhunderts – unter der Regentschaft Mao Tse Tungs – wurden die alten Lehren wieder gefördert. Hierbei spielten finanzielle Aspekte und die Schwierigkeit, allen Menschen ein modernes Medizinsystem zur Verfügung zu stellen, eine große Rolle. Heute bemüht man sich in China, die traditionelle und die moderne Heilkunde pragmatisch miteinander zu kombinieren.

Der Bestand an Wirkstoffen in der chinesischen Pharmakologie ist – auch ohne die im Westen unzulässigen Mittel – sehr vielfältig und wurde in den Jahrtausenden für alle erdenklichen Leiden erprobt. Ebenso wie Krankheiten werden die Arzneien nach ihren energetischen Einflüssen eingeschätzt. Für Blockaden im Organismus wird nach zerstreuenden Mitteln gesucht, verlangsamte Körperprozesse sollen durch stimulierende Substanzen beschleunigt werden und so weiter.

Bei Störungen, die von Hitze oder Übermaß geprägt sind, werden Mittel mit kühlendem oder dämpfendem Effekt gewählt, wie etwa die Blätter des Bambus oder die chinesische Pfingstrose. Diagnostiziert der Arzt Kälte- oder Mangelerscheinungen, sollen die Arzneien wärmend oder kräftigend wirken. Angewandt werden zum Beispiel Ginseng und Sommerwurz. Heilkräuter können auch eine aufsteigende oder absenkende Wirkung haben. Letztere ist nötig, wenn rebellierendes Qi emporströmt,

anstatt abwärts zu fließen. Und wenn es nach unten sinkt, obwohl es emporkommen sollte, sollen die Kräuter das Qi wieder in die umgekehrte Richtung lenken.

Darüber hinaus spielt auch die Geschmacksrichtung eines Heilmittels eine Rolle. Gemäß der Fünf Wandlungsphasen werden Heilmittel durch ihren Geschmack mit bestimmten Organen verbunden. Bei einem scharfen Heilmittel (Metall) wird eine besondere Wirkung auf die Lunge (Metall) angenommen. Tatsächlich wirkt Scharfes schweißtreibend, und die Lunge ist nach chinesischer Anschauung für die Transpiration verantwortlich. Beispiele für die Verknüpfung von Geschmack und Wirkung zeigt die folgende Übersicht:

- Sauer (Holz) wirkt festigend, Durchfall lindernd.
- Bitter (Feuer) wirkt auflösend, reinigend.
- Scharfe Heilmittel (Metall) wirken schweißtreibend, anregend.
- Süß (Erde) wirkt verdauungsfördernd, schmerzlindernd.
- Salzig (Wasser) wirkt erweichend, Fülle lindernd.

Zusammenhänge zwischen den Geschmacksrichtungen und therapeutischen Effekten wurden in der langen Tradition der chinesischen Heilkunde entdeckt. Aber wiederum verbieten sich starre Bezüge – schon über den Ge-

**Heute sucht man, Tradition und Moderne zu vereinen.**

**Die Wirkung der Geschmacksrichtungen.**

schmack eines Heilkrauts sind sich chinesische Gelehrte nicht immer einig. Vielmehr kommt es darauf an, welche Kräuter mit ihren spezifischen Eigenschaften sich bei Krankheitsbildern als hilfreich erwiesen haben.

**Die Dosierung ist immer individuell.**

Behandlungen erfolgen jedoch nicht nach standardisierten Vorgaben. Zwar gibt es in den Lehrbüchern Angaben über Kräutermischungen für dieses oder jenes allgemeine Krankheitsbild. Doch die individuellen Abweichungen sind zu groß, als dass gute chinesische Ärzte starr nach Rezeptbuch behandeln würden. Krankheiten werden ja als Ausdruck einer ganz speziellen Umgebung, Lebensweise, seelischen und körperlichen Verfassung angesehen. Die richtige Behandlung ist deshalb im Prinzip ebenso einzigartig wie der individuelle Patient. Die komplizierten Mechanismen etwa zwischen dem Shen des Bewusstseins, den Organen und Empfindungen werden berücksichtigt. Die Kräutermischung des Arztes drückt aus, welches Geflecht von Einflüssen er festgestellt hat.

## Die hohe Schule der richtigen Komposition

**Eine kunstvolle Komposition vieler Wirkstoffe ...**

Viele Rezepte der chinesischen Heilkunde beinhalten über zwei Dutzend Wirkstoffe, um auf Krankheitsbilder ganzheitlich eingehen zu können. Die Zutaten sind sehr genau aufeinander abgestimmt. Gute Kompositionen erlauben es, die Wirkung einzelner Mittel zu erhöhen, zu relativieren oder erst durch Kombinationen einen bestimmten Effekt zu erzielen. Weil die chinesische Kräutertherapie ärztliche Betreuung braucht, können hier keine Kräutermischungen zur Selbstbehandlung empfohlen werden. Am Ende des Buches sind Adressen von Einrichtungen genannt, die sich auf den Vertrieb chinesischer Heilmittel spezialisiert haben und auch Teemischungen für Alltagsbeschwerden anbieten. Um diese sinnvoll und zielgerichtet einsetzen zu können, sollte man sich jedoch fachkundig beraten lassen.

Bei einer speziellen Erkrankung wie Magenbeschwerden behandelt der Arzt über mehrere Zugänge. So wählt er zum Beispiel Kräutermischungen, die

- einen harmonisierenden, wohl tuenden Einfluss auf die Organfunktion ausüben. Man spricht auch von Kräutern mit einer Organaffinität.
- beim speziellen Krankheitsbild, etwa Kälte oder Blockaden im Magenbereich, wirksam sind.
- eine günstige Wirkung auf das Qi des Magen-Meridians haben.
- durch eine Beeinflussung des Qi anderer Organe dem Magen helfen.
- über das mit dem Magen gekoppelte Yin-Organ – die Milz – Heileffekte bringen. Auch die Leitbahnen, die mit dem Magen-Meridian verbunden sind, werden berücksichtigt.

Diese Kunst verlangt enormes Wissen und Erfahrung. In zahlreichen Studien, sowohl in der Volksrepublik China wie im Westen, wurden schulmedizinische Therapien mit traditionellen Naturheilverfahren verglichen. Vielen Patienten vor allem mit chronischen Leiden wie Bronchialasthma konnte durch die Kräutermedizin besser geholfen werden. Die biochemische Wirksamkeit der Pflanzen wird von westlichen und fernöstlichen Wissenschaftlern eifrig untersucht. Es wäre ja auch unvernünftig, von einer jahrtausendealten Naturheilkunde nicht profitieren zu wollen. Der therapeutische Effekt vieler Wirkstoffe konnte inzwischen belegt werden, bei anderen liegt er noch im Dunkeln oder wird bezweifelt. Chinesische Heilkundige stellen andererseits in Frage, dass der Nutzen ihrer Verfahren durch die westliche Wissenschaft restlos erfasst werden kann. Denn diese hat kein Verständnis für die universelle Energie Qi und die Möglichkeiten, sie zu beeinflussen. Rein biochemische Analysen seien deshalb unzureichend.

Wer unter hartnäckigen Störungen wie Magengeschwüren, Hämorriden, Krampfadern oder Hauterkrankungen leidet, kann vielleicht durch die sanfte chinesische Medizin Hilfe erfahren. Vor allem, wenn schon lange an den Beschwerden erfolglos herumgedoktert wurde, bietet sich ein Versuch an. Dabei ist häufig eine Kombination mit Akupunkturbehandlungen empfehlenswert. Kräuterbehandlungen haben keineswegs bei allen Patienten den gewünschten Erfolg. Dafür sind sie arm an Nebenwirkungen und schonen den Organismus. Rabiate Eingriffe in den Körper, etwa durch die hochkonzentrierte Dosierung eines Wirkstoffes, gibt es in der chinesischen Medizin nicht. Die Heilkundigen verarbeiten Pflanzen oft als Ganzes. Der Einfluss eines einzelnen Stoffes wird ausbalanciert und durch die anderen relativiert. Der Heilungserfolg kann länger auf sich warten lassen, dafür aber anhaltender sein.

Sehr wichtig ist, dass nur hygienisch einwandfreie Stoffe verwendet werden, die zudem keine kritische Belastung durch Umweltgifte aufweisen. Ein seriöser Arzt wird dafür selbst Sorge tragen oder einen guten Lieferanten in der Nähe nennen. Nicht selten muss der Patient seine Heilmittel selbst – nach Anweisung des Arztes – mit Wasser verkochen.

**... ist vom Laien nicht auf eigene Faust nachzuahmen.**

# Gesundheit geht durch den Magen

Der enge Zusammenhang zwischen Gesundheit und Ernährung ist auch im Westen bekannt. Übergewicht, einseitige Ernährung und Stoffe wie Zucker, Cholesterin, tierische Fette sowie ein Mangel an Vitaminen oder Ballaststoffen werden mit zahllosen Leiden in Verbindung gebracht. Auch der Einfluss bestimmter Nährstoffe auf die Psyche findet zunehmend Beachtung. Untersuchungen ergaben, dass manche psychische Störungen durch eine Umstellung der Ernährungsgewohnheiten geheilt werden konnten.

Jeder merkt täglich, wie die Ernährung auf das Wohlbefinden wirkt, und unterscheidet dabei kaum zwischen »physisch« oder »seelisch«. Ein voller Magen führt nicht nur zu unangenehmen Druckgefühlen, sondern macht ebenso müde, schlapp und lustlos. Hinzu kommt oft das schlechte Gewissen, gesündigt zu haben. Vitaminreiche, leichte Mahlzeiten aus Obst und Gemüse wirken hingegen erfrischend und aktivierend. Aber auch der Genuss von Schokolade kann Wohlgefühle auslösen, weil sie die Ausschüttung körpereigener Opiate anregt.

Nicht nur Hunger lässt sich durch die Aufnahme von Nährstoffen lindern, sondern ebenso das Gefühl geistiger Erschöpfung. Wie das Rauchen ist Essen oft eine nervöse Reaktion auf Stress. Und viele Menschen versuchen sich durch Leckereien zu trösten, wenn sie schlechte Laune haben oder unglücklich sind. Ein echtes körperliches Bedürfnis nach Nahrung besteht dann nicht. Das Hungergefühl wird seelisch ausgelöst, um Ablenkung oder eine Ersatzbefriedigung zu finden. Der Zusammenhang zwischen seelischer Verfassung und Essverhalten wird am stärksten bei Magersucht oder Bulimie offenbar. Hier will die gestörte Psyche, dass die Betroffenen entweder kaum etwas essen oder sich in exzessiven Anfällen voll stopfen. Nicht zuletzt haben auch unsere westlichen Schönheitsideale mit Ernährung zu tun: Wer schlank ist, gilt als schick und wird oft durch soziale Vorteile in Beruf und Privatleben belohnt.

Chinesische Heilkundige sahen die Ernährung schon immer als einfachsten Weg an, um das Gleichgewicht eines Menschen zu erhalten oder zurückzugewinnen. Weil es ja ihr Ziel war, Krankheiten möglichst zu verhindern anstatt sie behandeln zu müssen, spielte die

**Essen: der direkte Weg zum Wohlbefinden.**

Ernährungslehre eine wichtige Rolle. Denn weises Essen und Trinken bot nach ihrer Meinung einen hervorragenden Schutz gegen negative Einflüsse von außen oder innen. Ernährungstherapie und Arzneitherapie lassen sich in der chinesischen Medizin nicht strikt voneinander trennen. Bei leichteren Beschwerden wird oft erst einmal versucht, durch einen geänderten Speiseplan das Übel zu beseitigen. Lebensmittel wie Muscheln, Pilze oder Curry haben ebenso eine bestimmte Wirkung auf den Körper wie Kräuter.

Die Vorteile chinesischer Essgewohnheiten können sich sehen lassen: Nach einer Untersuchung des Ernährungswissenschaftlers T. Colin Campbell konsumieren moderne Chinesen weit weniger Fett und tierisches Eiweiß, dafür aber sehr viel mehr Kohlenhydrate und Ballaststoffe als die Amerikaner. Die Zivilisationskrankheiten des Westens wie Bluthochdruck, Arteriosklerose oder Krebs kommen in den fernöstlichen Ländern weit weniger vor. Weil dort die moderne Nahrungsmittelindustrie jedoch immer mehr Einzug hält, verschlechtert sich die Bilanz.

## Alte Ernährungsregeln, sehr aktuell

Dem obersten Gebot der chinesischen Heilkundigen stimmt jeder Ernährungswissenschaftler zu: Man speise vielseitig und von allem weder zu viel noch zu wenig. Hinter diesem Leitsatz ist wieder einmal die Philosophie von Yin und Yang zu erkennen, von der sich weitere Regeln ableiten, die auch aus heutiger medizinischer Sicht zu empfehlen sind.

- Ebenso wie Heilkräuter haben Lebensmittel eine bestimmte energetische Wirkung auf den Körper mit seinen Bedürfnissen nach Entspannung und Regeneration – Yin – wie auch nach Aktivität – Yang. Für seine beiden Seiten ist umso besser gesorgt, je breiter die energetische Palette der Lebensmittel ist. Bei ausgeglichenen Essgewohnheiten stehen die Yin- und die Yang-Einflüsse in guter Balance zueinander.

- Langsames, entspanntes Essen ist gefragt, um die Energie der Nährstoffe optimal zu verarbeiten. Wer schlecht zerkaute Speisen hinunterschlingt, überfordert das Qi der Verdauungsorgane. Muße und Genuss an der Tafel fördern hingegen die harmonische und ergiebige Umwandlung in Lebensenergie.

- Nur drei große Mahlzeiten am Tag zu verspeisen, ist nicht ökonomisch. Ein üppiges Mittagessen enthält mehr Energie, als der Körper verwerten kann. Qi-Übermaß oder auch -Blockaden sind oft die Resultate und können mannigfaltige Beschwerden aus-

**Wissenschaftler fanden heraus: Chinesische Kost ist gesünder als die der westlichen Industrienationen.**

lösen: Sodbrennen, Blähungen und Verdauungsleiden aller Art, Zuckerkrankheit, Übergewicht oder Bluthochdruck. Vernünftiger ist es, dem Organismus je nach Bedarf Nährstoffe zuzuführen. Fünf oder mehr kleine Mahlzeiten lassen sich über den Tag verteilen, um Energie aufzufüllen, bevor sie verbraucht ist. Die Nahrungsaufnahme verläuft so in einer sanften Wellenbewegung. Die Etappen sollten allerdings nicht täglich neu nach Lust und Laune oder spontanen Hungergefühlen festgesetzt werden. Der Organismus wünscht einen Rhythmus, nach dem er die Nahrung gewohnheitsmäßig aufnehmen und verarbeiten kann. Vor regelmäßigen Leistungstiefs zu einer bestimmten Uhrzeit bietet sich zum Beispiel eine Zwischenmahlzeit an. Untersuchungen zeigten, wie hilfreich ein leichter Imbiss ist, wenn schwere Aufgaben bevorstehen. Versuchspersonen, die sich etwa eine Stunde zuvor gestärkt hatten, waren leistungs- und konzentrationsfähiger als »Asketen«. Auf das Frühstück sollte man nicht verzichten, weil es die ansteigende Yang-Energiekurve unterstützt. Ein Schmaus zu später Stunde sollte hingegen besser vermieden werden, da dann das Yang weit gehend in Yin übergegangen ist. Die herabgesetzte Qi-Aktivität ist zu keiner angemessenen Verdauung mehr fähig. Durch reichhaltiges Essen breitet sich im

**Rohkost kühlt das Verdauungsfeuer.**

Körper eine Fülle aus, die zumeist nicht mehr durch Tätigkeit abgeleitet wird. Dieser Zustand bedrückt das Yin der Entspannung und des Schlafes.

- Sehr heiße Gerichte und Getränke stören ebenso wie sehr kalte die Balance von Yin und Yang. Sie bewirken einen einseitigen Energieschub in den Meridianen. Extreme Temperaturen hemmen zudem die Verdauungskräfte.

- Frische und wenig verarbeitete Nahrungsmittel sollten gegenüber Dosen- oder Tiefkühlkost bevorzugt werden. Obst und Gemüse vor dem Verzehr nicht zu lange Licht und Luft aussetzen – vor allem nicht im klein geschnittenen Zustand.

Traditionelle Naturheillehren des Fernen Ostens betrachten den Verzehr von Rohkost skeptisch. Nach chinesischer Auffassung raubt zum Beispiel kühles Obst der Milz zu viel Verdauungsenergie. Es kann zu einem Mangel an Milz-Qi kommen und das Organ selbst – wie auch andere – geschädigt werden. Gleichwohl sollten frische, unverarbeitete Lebensmittel in den täglichen Speiseplan integriert werden. Frisches Obst und Gemüse enthalten nämlich wertvolle Vitamine, Enzyme, ätherische und bioaktive Substanzen, die beim Kochen rasch verloren gehen. Ernährung ohne

Tabus entspricht im Grunde der chinesischen Philosophie: dem Streben nach Balance, das nichts ausschließt oder bevorzugt. Speisen sollten vorsichtig gegart oder gedämpft werden. Eine schonende und leichte Art der Zubereitung ermöglicht der chinesische Wok. In dieser Küchenpfanne mit hohem, gewölbtem Rand lassen sich mehrere Zutaten eines Gerichts in unterschiedlichen Temperaturzonen garen – was auch sehr energiesparend ist.

## Was essen?

Mit ihren aufwändigen Untersuchungsmethoden verfolgt die moderne Wissenschaft inzwischen dasselbe Ziel wie die chinesische Heilkunde seit vorchristlicher Zeit: Sie will wissen, welche Nahrung Krankheiten begünstigt und welche vor ihnen schützen kann. Hierzu werden nicht nur mikroskopische und chemische Analysen angestellt, sondern vor allem auch Vergleichsstudien über viele Jahre und mit Tausenden Testpersonen. Die bisherigen Ergebnisse reichen aus, um Ratschläge für eine gesunde Ernährung zu geben. Manche Fragen sind allerdings noch strittig, und ständig ergeben sich neue, überraschende Einsichten.

● Heiß diskutiert wird über die Rolle des Cholesterins bei der Entstehung von Arterienverkalkung und Herz-Kreislauf-Erkrankungen. Während die einen behaupten, es sei die Wurzel des Übels, meinen die anderen, sein schädlicher Einfluss würde überschätzt. Die beiden Formen des Cholesterins – LDL und HDL – ergänzen einander wie Yin und Yang. LDL ist unter anderem für den Aufbau der Zellmembranen und die Verdauung wichtig. HDL sorgt dafür, dass überflüssiges LDL abgebaut wird. Ist zu viel LDL vorhanden – oder zu wenig HDL – lagert sich ersteres in den Blutbahnen ab, was zu Arteriosklerose führen kann. Eine Reduzierung tierischer Produkte im Speiseplan kann zu einem ausgeglichenen Verhältnis beitragen.

● Alkohol galt zeitweise eindeutig als Schädling. Inzwischen empfehlen manche Ärzte ein bis zwei Gläschen Wein pro Tag, um Arterienschäden vorzubeugen. Im Wein entfalten nämlich die so genannten Phenole ihre Wirkung. Sie sollen den Abbau von Ablagerungen in den Gefäßen begünstigen und möglicherweise sogar gegen Krebs helfen. Phenole sind bioaktive Substanzen, mit denen sich Früchte gegen Krankheiten schützen und die auch im menschlichen Organismus Wirkung zeigen.

● Auch beim Fett ist das Bild widersprüchlich. Die Aufnahme essenzieller Fettsäuren ist für den Menschen

**Neu entdeckt: die verborgenen Heilkräfte in unserer Nahrung.**

lebenswichtig. Gesättigte Fettsäuren gelten aber als potenzielle Krankmacher. Positiver werden mehrfach ungesättigte Fettsäuren eingeschätzt. Und die Omega-3-Fettsäure, die in Fischen vorkommt, ist der Gesundheit besonders förderlich. Pflanzliche Öle und Fette sollten gegenüber tierischen bevorzugt werden.

- Obst und Gemüse können Krankheiten vorbeugen. Sie enthalten reichlich Mineralien, Spurenelemente, Proteine und Vitamine. Insbesondere die Vitamine A, B, C und E sind für den Körper eine Wohltat. Sie sorgen für Vitalität, bekämpfen die gefährlichen »freien Radikalen«, die gesunde Zellen angreifen, senken den Blutdruck, schützen die Arterien, stärken das Immunsystem und vieles mehr. Der amerikanische Nobelpreisträger Linus Pauling hielt Vitamin C für ein Wundermittel gegen Herz-Kreislauf-Erkrankungen und Krebs und empfahl, täglich extrem hohe Dosen davon einzunehmen.

- Vitaminpillen und -präparate sind in den letzten Jahren zu Verkaufsrennern in Apotheken und Reformhäusern geworden. Über die Wirkkraft der abgepackten Mittel wird diskutiert. Generell reagiert der Organismus auf den Verzehr von frischen Früchten und Gemüse dankbarer. Nur sie enthalten neben Vitaminen die

**Moderne Erkenntnisse stimmen mit alter Weisheit überein.**

bereits erwähnten »bioaktiven Substanzen«, die umfangreiche Schutzfunktionen im Körper wahrnehmen, das Immunsystem stärken und Entzündungen hemmen können. Ein übermäßiger Konsum von Vitaminen in isolierter Form kann zudem negative Folgen haben. Die fettlöslichen Vitamine A, D und E werden zum Beispiel nicht ausgeschieden, wenn der Körper zu viel von ihnen bekommt. Und auch die wasserlöslichen Vitamine können zu Nebenwirkungen führen.

Die modernen Ernährungsratschläge lassen sich recht gut mit fernöstlichen Vorstellungen verbinden. Die »goldenen Gebote« der Neuzeit sollten als Rahmen und Orientierung für jede bewusste Ernährung genutzt werden:

- Fleisch- und Fettkonsum sollten beschränkt werden. Vielfach werden nicht mehr als zwei Fleischmahlzeiten pro Woche und maximal 20 Gramm Fett täglich – mit vorzugsweise ungesättigten Fettsäuren – angeraten. Fisch sollte bevorzugt werden.

- Ballaststoffe und ungesättigte Fettsäuren hemmen Cholesterin, gesättigte fördern es. Gesunder Ausgleich ist Trumpf! Tierische Eiweiße, die etwa in Milch oder Käse enthalten sind, sind wichtig, sollten aber nicht übermäßig konsumiert werden.

- Vollkornprodukte, Obst und Gemüse sollten den Hauptteil der Nahrung ausmachen. Sie verhelfen dem Körper unter anderem zu einer guten Verdauung und können verhindern, dass Abfallstoffe den Körper belasten und schädigen.

- Salz- und vor allem Zuckerkonsum sollten beschränkt werden. In einer Vergleichsstudie waren allerdings ältere Menschen, die nicht völlig auf Salz verzichteten, geistig leistungsfähiger als Abstinenzler.

- Proteinreiche Nahrung – Käse und andere Milchprodukte, Fisch, Fleisch oder Eiergerichte – sollten so wenig wie möglich gemeinsam mit kohlenhydratreichen Lebensmitteln (Nudeln, Kartoffeln, Getreide oder Brot) gegessen werden. Ansonsten können die Verdauungssäfte im Magen irritiert und Verdauungsprobleme hervorgerufen werden. Diese Empfehlung lässt sich allerdings nur schwer mit unseren Ernährungsgewohnheiten vereinbaren.

## Wer seine Bedürfnisse erkennt, kann gesünder leben

Die chinesische Ernährungslehre betrachtet Nahrungsmittel nicht prinzipiell als gesünder oder ungesünder. Deren Einfluss hängt vom Zustand des Körpers und seiner äußeren Umgebung ab. Damit vermeidet diese interessante Theorie die Widersprüche und Rätsel heutiger Forschungsergebnisse.

Eine neuzeitliche Auffassung besagt zum Beispiel, dass fettreiche Ernährung und mangelnde Bewegung Auslöser eines überhöhten Cholesterinspiegels sein können, der wiederum zu Arteriosklerose und zum Herzinfarkt führen kann. Nun gibt es aber viele hochbetagte Menschen mit überdurchschnittlich hohem Cholesterin im Blut, die körperlich fit sind. Andere trifft trotz vorbildlichem Gesundheitsbewusstsein der Herzschlag. Natürlich sollten Risikofaktoren, die wissenschaftlich eingekreist sind, nicht ignoriert werden, nur weil nicht jeder von ihnen in Mitleidenschaft gezogen wird. Und der Verdacht auf krank machende Zusammenhänge sollte auch dann berücksichtigt werden, wenn eindeutige Beweise fehlen. Gesundheit und Krankheit sind aber zu kompliziert, um Gleichungen aufzustellen wie: »Ich esse weniger Eier und Würste – also bleiben meine Blutgefäße sauber und ich fit und vital.« Wer so denkt, verliert leicht andere ernste Krankheitsursachen aus dem Auge, etwa soziale und seelische Faktoren.

Chinesische Mediziner stellen keinen einheitlichen Speisekorb zusammen, der jederzeit für gesunde Ernährung sorgen könnte. Nach ihrer Vorstellung sollte der Körper jeweils das bekommen, was er braucht, um sein

**Alles ist gesund oder ungesund …**

**… es kommt darauf an, wer es isst und wann.**

Gleichgewicht zu erhalten oder wieder zu erlangen. Sie versuchen, individuelle Situationen zu berücksichtigen, die durch statistische oder experimentelle Untersuchungen schwer eingefangen werden können. Ihre Erkenntnisse beruhen auf Erfahrungen nach dem Motto: »Was hilft, ist nützlich.«

Ähnlich wie die Heilkräuter werden Nahrungsmittel nach Geschmack und Energieverhalten eingeteilt. Geschmack, dachten sich die Chinesen, kann kein Zufall sein. Er bringt Eigenschaften von Fleisch, Getreide oder Früchten zum Ausdruck, die in bestimmter Weise auf den Menschen wirken. Beobachtet wurde, wie der Körper auf süße, saure, bittere, scharfe oder salzige Produkte reagiert. Süße Lebensmittel gelten unter anderem als vitalisierend, bittere als trocknend und verteilend, scharfe als schweißtreibend, salzige sollen bei Verstopfung und saure bei Durchfall helfen.

**Entscheidend ist die Temperaturwirkung.**

Chinesen berücksichtigen auch das Wetter, die Jahres- und Tageszeit, seelische und körperliche Ansprüche. Dabei spielen wiederum die Zuordnungen nach den Fünf Wandlungsphasen eine Rolle. Eine einfachere Orientierung bietet die Einteilung von Nahrungsmitteln nach ihrer Temperaturwirkung auf den Körper. Sie ist die fundamentalste Kategorisierung in der chinesischen Ernährungslehre und hat die größte Bedeutung für die alltägliche Praxis.

## Erwärmende und kühlende Lebensmittel

- Kühlende oder kalte Speisen stärken das Yin. Sie sind erfrischend oder beruhigen die Aktivität von Körper und Seele. Obst, leichte Gemüsesorten, Salat, grüner Tee, Mineralwasser, Tomaten, Jogurt, Reis und leichte Fischsorten fallen unter diese Kategorie.
- Wärmende oder erhitzende Speisen helfen dem Yang. Sie wirken anregend und unmittelbar kräftigend auf den Organismus. Hierzu gehören zum Beispiel Chilli, Pfeffer, Knoblauch, Ingwer, Zimt, Fleisch und Geflügel, Käse, Honig oder Muskatnuss.

Den energetischen Einfluss bestimmter Lebensmittel schätzen die Chinesen auf Grund von Beobachtungen ein, die auch zu mancherlei Widersprüchen führen. Für die heutige Zeit lässt sich die Faustregel aufstellen:

Je kalorien- und fettreicher ein Lebensmittel ist, desto mehr Yang-Energie enthält es. Das gilt insbesondere für Fleischprodukte. Außerdem spielt die Zubereitung eine Rolle. Lebensmittel, die heiß gebraten oder gekocht auf den Teller kommen, führen dem Körper mehr Hitze zu. Auf ein Übermaß an Yang-Energie reagiert der Körper zum Beispiel mit Hitzewallungen, Bluthochdruck, Völlegefühlen oder Übergewicht.

Kühlende Yin-Lebensmittel besitzen weniger Kraftstoffe, die der Körper sofort umsetzt. Der Organismus muss eigene Energie aufwenden, um sie zu verarbeiten.

Im Prinzip hängt das Wohlbefinden davon ab, ob Yin- und Yang-Mahlzeiten ausgewogen genossen werden. Die Kombination von Wärmendem und Kühlendem hilft, extreme Energieschübe zu vermeiden. Zugleich ist es ratsam, die Ernährung mit anderen Einflüssen abzustimmen: Der Yin-Yang-Haushalt wird auch durch die Umwelt, das Klima, unsere seelische und körperliche Verfassung bestimmt. Es gilt also, den persönlichen Energiebedarf richtig einzuschätzen:

- Wer sehr nervös oder aufgewühlt ist, hat oft zugleich Heißhunger auf Kartoffelprodukte, fette Wurstwaren etc. Die innere Hitze verlangt danach, mehr und mehr Energie zu verbrennen. Hilfreicher sind allerdings kühlende Früchte oder Salate, um ruhiger und ausgeglichener zu werden.
- Auch wer mehr oder weniger gelangweilt vor dem Fernseher hockt, stopft sich gern mit fett- und kohlenhydratreichen Fast-Food-Produkten voll. Hier ist die instinktive Neigung zu beobachten, Passivität durch körperliche Energieimpulse auszugleichen. Doch da sie nicht in Aktivität umgewandelt werden, wirken sie langfristig belastend. Der Organismus baut überschüssige Energie in Fettzellen um.
- Bei Unruhe oder Schlaflosigkeit sollten Yin-Lebensmittel bevorzugt werden.
- Bei sommerlichen Temperaturen gilt dasselbe wie bei inneren Hitzezuständen: Sie sollten durch leichte Kost ausgeglichen werden.
- Bei kühler Witterung verlangt der Körper vermehrt nach wärmender Yang-Energie. Er braucht Kraft, um sich vor der äußeren Kälte zu schützen. Der äußeren Yin-Kälte muss durch innere Yang-Wärme Paroli geboten werden. Sonst entsteht ein Ungleichgewicht, das zum Beispiel zu Erkältungen führen kann. Gefragt ist also stärkende, aber gesunde Kost: Kartoffeln, Geflügel, Nüsse, Lammfleisch, frischer Fisch. Und besser als der nur sprichwörtlich erwärmende Schnaps sind ein heißer Tee oder eine heiße Suppe.
- Dasselbe gilt bei inneren Kälteempfindungen und Erschöpfung.
- Einseitige Ernährung tut nie gut. Wer sich entkräftet fühlt oder von einem kalten Yin-Einfluss heimgesucht wird, sollte nicht maßlos wärmende Yang-Kost konsumieren. Nie darf vergessen werden, dass Yin und Yang nur als Paar existieren können. Auch wenn das Bedürfnis nach Wärmendem vorherrschend ist, braucht der Körper Kühlendes, um sich regulieren zu können. So schenkt zum Beispiel

**Klima, Situation und unsere Verfassung spielen eine Rolle.**

79

ein Fleischgericht im Winter kurzfristig Energie. Dem langfristigen Wohlbefinden ist aber besser gedient, wenn dazu ein vitaminreicher Salat anstatt Pommes Frites gegessen wird.

- Die Bewohner moderner Industrienationen leisten eine weit geringere körperliche Arbeit als noch vor hundert Jahren. Doch oft werden Mengen verspeist, als müssten Bäume ausgerissen werden. Meistens genügen etwa 2500 Kalorien am Tag. Gemüse, Vollkornbrot, Reis oder Kartoffeln sind exzellente Energielieferanten. Sie enthalten neben reichlich Kohlenhydraten auch Vitamine und Ballaststoffe, aber wenig Kalorien.

**Veränderungen voraussehen – das ist die Stärke dieser Heilkunst.**

Die chinesische Ernährungslehre will einerseits aktuelle Bedürfnisse des Organismus befriedigen und andererseits das große Ganze im Blick behalten. Wenn der Körper nach neuer Kraft und Erwärmung schreit, will sie ihm stärkende Kost geben, doch sie sieht zugleich die Gefahr, dass der Körper überlastet wird: Wer großen Hunger hat, isst oft mehr, als ihm gut tut. Im Vorhandenen bereits die Veränderung zu erkennen, zu wissen, dass extreme Situationen postwendend in ihr Gegenteil umschlagen können – das ist eine der großen Stärken der chinesischen Heilkunde. Deftige oder zuckerhaltige Mahlzeiten sorgen zum Beispiel kurzfristig für Energie, wenn wir uns kalt und

antriebslos fühlen. Doch wie weit darf die Erwärmung gehen, um die Kälte auszugleichen? Voraussicht ist wichtig, damit aus Mangel kein Übermaß, aus Hunger kein Völlegefühl entsteht. Wer nach anstrengender körperlicher Tätigkeit ausschließlich aktivierende Stoffe zu sich nimmt, vernachlässigt die regenerierenden und verarbeitenden Funktionen seines Körpers. Besser ist es also, nicht nur dem aktuellen Bedürfnis nach wärmenden Lebensmitteln zu folgen, sondern auch kühlende zu essen.

Die Ernährungstherapie geht ebenso komplex auf den Körper ein wie Akupunktur und Kräuterheilkunde. Immer geht es darum, durch energetische Einflüsse – in diesem Fall in Form von Nahrung – eine körperliche Balance anzusteuern. Folgerichtig verwischen die Grenzen zwischen »Heilmitteln« und »Nährmitteln«. Beide können therapeutisch gegen Krankheiten eingesetzt werden, Letztere zudem vorbeugend. Wer sich vom Heilkundigen behandeln lässt, erhält in der Regel zumindest begleitende Ernährungsratschläge, in manchen Fällen kann eine Ernährungsumstellung auch im Zentrum der Therapie stehen. Die starke Würdigung von Speis und Trank durch die traditionelle Medizin muss heute – da in den reichen Ländern der Erde ein Großteil der Krankheiten ernährungsbedingt ist – als sehr modern angesehen werden.

## Wohlbefinden durch Gaumenfreuden

Wer genießen kann, anstatt einer hektischen Gier freien Lauf zu lassen, folgt schon unbewusst den chinesischen Einsichten über gesunde Ernährung. Denn Genuss braucht Abwechslung und Qualität statt Quantität. Wer langsam und gelassen speist, läuft weniger Gefahr, über den Hunger zu essen. Denn der Körper signalisiert uns Sättigung meist mit Verzögerung.

Der Körper teilt über zahlreiche Gefühlswahrnehmungen mit, ob ihm die Ernährung gefällt, ob sie zu einseitig ist oder ob er bestimmte Stoffe satt hat. Psychologen meinen, Freude am Essen habe eine geradezu therapeutische Wirkung. Selbst eher ungesunde Leibgerichte könnten dem Körper manchmal besser dienen als eine gezwungene Orientierung an medizinischen Ernährungsgeboten. Lust entspannt und weckt positive Energien, die zum Beispiel dem Immunsystem dienen. Zwänge wirken auf den Organismus hingegen störend.

Gleichwohl ist es wünschenswert, möglichst oft Genuss an gesunden Gerichten empfinden zu können. Manche Forscher behaupten, rein instinktiv strebe der Mensch nach einer gesunden, ausgewogenen Ernährung. Doch allzu oft würde die persönliche Intuition ignoriert oder durch andere Reize – etwa Begehrlichkeiten, die durch die Werbung entstehen – überlagert. Wenn der Organismus erkrankt ist, verschafft er sich deutlicher als sonst Gehör. Bei fiebrigen Erkrankungen zum Beispiel, wenn innere Hitze regiert, vermeiden viele Betroffene von sich aus schwere, energiereiche Yang-Nahrung.

**Freude am Essen – die elementare Lust.**

# Heilung, die durch die Haut geht: Akupunktur

**Ein Stich in die Haut beeinflusst das Innere des Körpers.**

Die Philosophie von Yin und Yang sagt: Es gibt kein Innen ohne ein Außen. Was in der Tiefe passiert, wird auch durch die Oberfläche bestimmt und umgekehrt. Der Schritt zu einer Therapie wie der Akupunktur ist nicht weit. Hierbei wird die Haut leicht gestochen – der gesamte Körper und auch seine tiefsten Regionen können heilsam beeinflusst werden. Die Lebensenergie Qi fließt überall im Organismus. Sie gelangt von der Oberfläche in die Tiefe und wieder an die Oberfläche. An der Haut ist es den Heilkundigen möglich, ihren Fluss zu bremsen oder zu stimulieren.

Für eine frühzeitliche Medizin, die Operationen scheute und auch technisch nicht gut hätte durchführen können, drängte sich eine Methode wie die Akupunktur geradezu auf. Chinesische Heilkundige beobachten seit dem Altertum systematisch, wie über die Körperhülle tief gehende Wirkungen erzielt werden können. Punkte auf der Haut, die sich als sehr effektiv erwiesen, wurden »Einflusslöcher« genannt. An diesen Akupunkturpunkten lässt sich das Qi besonders gut beeinflussen. Die meisten von ihnen liegen auf den Meridianen, die jeweils mit speziellen Körperfunktionen in Verbindung stehen.

**Noch immer ist vieles rätselhaft.**

Die Akupunktur bringt bei vielerlei Leiden Linderung, auch wenn sie mit den Mitteln der heutigen Naturwissenschaft bisher nur teilweise erklärt werden konnte. Rätselhaft erscheint, warum die Therapie bei manchen Patienten anschlägt, bei anderen nicht. Westliche Forscher fragen nach den biochemischen Gesetzen, auf denen die Akupunktur aufbaut. Eine streng logische, alle Zweifel ausräumende Grundlage für sämtliche Nadelbehandlungen fehlt. Kritiker stört zudem die unterschiedliche Handhabung der Akupunktur. So ist die genaue Lage und Anzahl der Meridianpunkte unter den chinesischen Medizinern nicht unstrittig. Je nach »Schule« können ihre Grundanschauungen und Techniken variieren. Allerdings gibt es auch unter schulmedizinisch ausgebildeten Medizinern durchaus Unterschiede und einigen Wildwuchs in Diagnose und Therapie.

## Hilfe bei Schmerzen, Asthma, Sucht und vielem mehr

Die Praxis ist eindeutig: Für viele Schmerzpatienten bietet Akupunktur das einzige schonende Mittel gegen ihr

Leiden. Als Mittel zur Schmerzbekämpfung wird die Akupunktur im Westen auch am meisten anerkannt und von den Krankenkassen finanziert. Erfolge kann die Akupunktur insbesondere auch bei Allergien, Gelenk- und Wirbelkrankheiten, Bronchialstörungen, Magen- und Verdauungsstörungen, Suchtentwöhnung sowie psychosomatischen Leiden vorweisen. Die Weltgesundheitsbehörde WHO veröffentlichte eine Liste von über 40 Krankheiten, bei denen Akupunkturbehandlungen nach ihrer Meinung hilfreich sein können. Sie reicht von Zahn- und Erkältungsbeschwerden, Gelenk- und Unterleibserkrankungen bis zu den Folgen eines Schlaganfalls. Inzwischen setzen auch viele westliche, schulmedizinisch ausgebildete Ärzte Akupunktur ein. Behandelt werden vor allem chronische Erkrankungen. Die Nadeltherapie ist bei heilbaren Störungen, nicht aber unumkehrbaren Gewebsschädigungen sinnvoll. Sie ist auch kein Mittel, um etwa Tumore und akute Organschäden zu bekämpfen oder Verletzungen zu versorgen. In vielen dieser Fälle kann sie die schulmedizinische Therapie jedoch hilfreich begleiten – allein schon wegen ihrer schmerzhemmenden Wirkung. Bei schwerwiegenden psychischen Störungen wie Psychosen raten Experten von Akupunktur ab. Bei regelmäßiger Medikamenteneinnahme sollte der Einzelfall geprüft werden. In der Schwangerschaft dürfen Punkte, die auf den Hormonhaushalt Einfluss nehmen, nicht genadelt werden. Auch bei mangelnder Blutgerinnung wird von Akupunktur abgeraten.

Wer die Abhängigkeit von Nikotin, Alkohol, Medikamenten oder Drogen besiegen will, kann durch Akupunkturbehandlungen Entzugserscheinungen dämpfen und sein Allgemeinbefinden heben. In den Vereinigten Staaten wird Rauschgiftsüchtigen schon seit langem auf fernöstliche Weise geholfen, aber auch immer mehr deutsche Therapieeinrichtungen bieten Akupunktur an. Sie gibt insbesondere Kokainabhängigen die einzigartige Chance, dem Drang nach ihrem Stoff besser zu widerstehen. Denn die Gier nach Kokain kann – anders als beim Heroin – nicht durch Ersatzstoffe wie Methadon oder Polamydon blockiert werden.

Bei schwerwiegenden Süchten dient die Akupunktur als begleitende Hilfestellung im Rahmen einer psychologischen Therapie. Gerade diesen Leiden lässt sich – ganz im Sinne der chinesischen Heilkunde – nur durch ganzheitliche Strategien beikommen, die auch auf soziale und seelische Faktoren eingehen.

Als Appetitzügler und zur Gewichtsreduktion wird Akupunktur ebenfalls erfolgreich eingesetzt, aber auch hier sollten die Hintergründe des persönlichen Essverhaltens beleuchtet werden.

**Viele Schmerzpatienten schwören darauf.**

**Erfolgreich bei Sucht-Therapien.**

## Akupunktur und die moderne Wissenschaft

**Erklärungen westlicher Wissenschaftler ...**

Sehr vereinfacht könnte man die Wirkungsweise der Akupunktur so umschreiben: Werden Zellen mit Energie von außen konfrontiert, ist eine energetische Veränderung im Körper die Folge. Ein Impuls entsteht, der über feine Kanäle durch den Körper wandert und einen speziellen Einfluss ausübt. Im Westen versucht man vor allem, die schmerzstillenden, beruhigenden und psychischen Wirkungen der Akupunktur zu ergründen. Denn auf diesen Gebieten scheint sie am deutlichsten eine nützliche Alternative zur Schulmedizin darzustellen. Der entkrampfende Effekt von Akupunktur auf die Muskulatur und eine Förderung der Durchblutung ließen sich klar beobachten. Und Neurophysiologen fanden heraus, dass die Akupunkturnadeln in den Nervenenden unter der Haut Reize auslösen können, die in Rückenmark und Gehirn Schmerzsignale hemmen. Man spricht auch davon, dass Schmerzimpulse nicht zum Zuge kommen, weil ihre Wege von den Nadelreizen besetzt werden. Ein weiterer Effekt der Akupunktur ist die Ausschüttung von körpereigenen Opiaten – den Endorphinen. Sie dienen dem Körper zur Schmerzlinderung, können aber auch Glücksgefühle und Euphorie hervorrufen. Auch die Ausschüttung entzündungshemmender Substanzen wurde nachgewiesen. Akupunkturstiche regen

**... stehen noch am Anfang.**

gezielt die Produktion dieser Stoffe an und vermögen somit bei körperlichen Beschwerden und depressiven Zuständen zu helfen.

Die westliche Wissenschaft kann inzwischen auch die Nadelwirkung auf komplexe Körperfunktionen oder Organe grundsätzlich nachvollziehen: Der menschliche Körper ist vollständig mit Nervenbahnen »verdrahtet«. Über sie werden sämtliche Informationen ausgetauscht, die für unsere Körperfunktionen, unsere Bewegungen, unser Denken und Empfinden nötig sind. Reize der Außenwelt spüren wir, indem über die Nerven der Sinnesorgane ein Impuls zum Gehirn geschickt wird. Hierfür sind die so genannten sensiblen Nervenfasern zuständig. Das Gehirn deutet die äußeren Signale und kann gegebenenfalls seinerseits durch nervliche Befehle reagieren. So kann man sich entscheiden, von einem Feuer wegzurücken, weil die Hitze als unangenehm empfunden wird.

Die Befehlsgewalt über den Körper wird aber nur zum Teil durch bewusste Entscheidungen ausgeübt: Gerät die Hand versehentlich in so große Nähe zum Feuer, dass eine Verbrennung droht, sorgt das motorische Nervensystem für ein automatisches Zurückzucken. Ebenso bestimmt unser Körper autonom, ob wir in der Nähe des Feuers schwitzen. Körpertemperatur, Kreislauf, Herzschlag, Atmung und Organfunktionen werden durch das vegetative Nervensystem eigenständig aufrechterhalten und reguliert.

Warum aber kann durch einen Akupunkturstich in die Haut ein Organ tief im Körperinneren beeinflusst werden? Bei diesem Phänomen arbeitet das sensible Nervensystem, welches für die Sinneswahrnehmung zuständig ist, mit dem vegetativen Nervensystem zusammen. Denn die Fasern beider Systeme haben zwar verschiedene Aufgaben und verlaufen getrennt voneinander durch den Körper; im Rückenmark kommt es jedoch zum Zusammenschluss von Nerven, die für Hautwahrnehmungen zuständig sind, mit anderen, die Organfunktionen regeln.

Das Rückenmark kann man sich vorstellen wie den Baumstamm des Nervensystems. Aus ihm entspringen unendlich viele Zweige mit unterschiedlichen Aufgaben. Zweige, die aus demselben Areal erwachsen, stehen in Beziehung zueinander. Es lässt sich genau bestimmen, welche Hautnerven mit welchen vegetativen Nerven im Rückenmark gekoppelt sind.

Der sinnliche Impuls der Akupunkturnadel überträgt sich im Rückenmark zum Beispiel auf Nervenfasern, die für die Verdauung zuständig und von außen nicht unmittelbar zu erreichen sind. Die auf diese Weise angeregten Fasern üben nun wiederum einen speziellen Einfluss auf das leidende Organ aus. Ob dieser Linderung verschafft, hängt vom ärztlichen Können und der Handhabung der Nadeln ab. Bei unsachgemäßer Anwendung können nervliche Botschaften ihr Ziel verfehlen oder gar Schaden anrichten.

Im Rückenmark sieht die moderne Wissenschaft also eine der Lösungen für das Rätsel Akupunktur. Zudem wird angenommen, dass diese chinesische Heilkunst auch die Übertragung von Informationen zwischen Nervenzellen und zu den Geweben und Organen günstig beeinflussen kann. Die Ursache eines chronischen Leidens liegt nämlich möglicherweise in einer Empfangsstörung zwischen einem Körpergewebe und den so genannten Neurotransmittern. Neurotransmitter sind die Transportmittel der Nervenbahnen. Sie liefern die wichtigen Impulse und Weisungen, die der Körper braucht, um harmonisch arbeiten zu können. Eine mangelhafte Übertragung oder falsche Informationen führen zu Störungen.

Ein Grund für chronische Schmerzen kann eine Überreaktion der Nerven und eine Verselbstständigung ihrer Impulse sein. Schmerzreize sollen Lebewesen eigentlich dazu dienen, Gefährdungen des Körpers zu erkennen. Doch leider warnen sie uns unablässig so lange, wie sie stimuliert werden oder nicht durch Gegenmaßnahmen gedämpft werden. Chronischer Schmerz kann seine Opfer sogar quälen, ohne dass organische Fehlfunktionen oder Reizungen des Gewebes einen logischen Grund liefern – etwa bei dem so genannten

**Liegt die Antwort im Rückenmark?**

Phantomschmerz nach der Amputation von Gliedmaßen.

Nach neueren Forschungen können sich Nervenzellen geradezu in die Aufgabe verbeißen, Schmerzen wahrnehmbar zu machen. Sie produzieren dann unablässig bestimmte Stoffe, die zu Beschwerden führen, obwohl sie von außen längst nicht mehr dazu aufgefordert werden.

Schmerzen können auch auftreten, wenn Nerven Funktionen wie Durchblutung oder Muskelspannung falsch regulieren oder in sich selbst Störungen aufweisen. Querverbindungen hat jeder schon am eigenen Leib erfahren: Zum Beispiel wenn Magenschmerzen auch Rückenbeschwerden auslösen.

**Werden die Meridiane überflüssig?**

Die modernen Erklärungen der Akupunktur kommen ohne die chinesische Vorstellung von den Meridianen aus. Darüber schütteln traditionelle Heilkundige natürlich den Kopf. Sie glauben nicht, dass die Wirkung der Therapie allein von unserem Nervenkostüm abhängt. Und tatsächlich gibt es wirksame Akupunkturpunkte, die nicht mit Nervenbahnen in Verbindung stehen. Die heilsamen Behandlungen richten sich nach den Meridianen – auch wenn sich im Nachhinein streng nachweisbare Faktoren für den Erfolg finden lassen.

Längst sind noch nicht alle Fragen rund um die Akupunktur gelöst. Vielleicht greift sie in ein Kommunikationssystem des Körpers ein, dass bisher wenig erforscht ist: Manche Forscher glauben, dass Zellstrukturen ihr Verhalten über schwache elektrische Impulse abstimmen, die nicht nervlich übertragen werden. Vielleicht ergeben sich in der Zukunft aber auch ganz andere Schlüsse. Heute werden vermeintlich unerklärliche Heilwirkungen der Akupunktur nicht selten als »Placeboeffekt« gedeutet. Placebos sind in der Sprache der Schulmedizin Medikamente ohne jede biochemische Wirkung. Wird Patienten vom Arzt trotzdem eine Heilkraft vorgetäuscht, reagieren ihre Körper nach der Einnahme manchmal überraschend positiv. Beschwerden können sogar vollkommen verschwinden, nur weil die Patienten vom Wert der Medikamente überzeugt waren. Auf ähnliche Weise könnte auch der Glaube an die Akupunktur Berge versetzen.

Es ist absolut möglich, dass bei manchen Heilerfolgen Einbildung die entscheidende Rolle spielt. Da die Akupunktur grundsätzlich auf festem Fundament steht, ist es aber nur ein weiterer Pluspunkt, wenn sie auch subjektive Selbstheilungskräfte zu aktivieren vermag.

## Wie wird Akupunktur gehandhabt?

Neben den klassischen 361 Meridianpunkten werden auch Punkte außerhalb der Meridiane beschrieben, so dass insgesamt eine Anzahl von über 600, teilweise sogar weit über 1000 Akupunkturpunkten angenommen wird. Bei der Behandlung werden aus einem Repertoire von 100 bis 200 besonders wirksamen Punkten diejenigen ausgewählt, die für das spezielle Krankheitsbild geeignet erscheinen. Manchmal werden bis zu 15 Stellen genadelt, um das komplexe Energiegefüge wieder in die richtigen Bahnen zu lenken. Die Nadeln bleiben in der Regel mindestens eine Viertelstunde in der Haut.

Für die Akupunktur werden heutzutage feine Stahlnadeln verwendet, die circa 0,3 Millimeter dick und für manche Anwendungen länger als zehn Zentimeter sein können. Bei leichteren Störungen ist mit fünf bis zehn Sitzungen zu rechnen – danach sollte sich ein Behandlungserfolg eingestellt haben. Bei hartnäckigen chronischen Leiden muss meist häufiger genadelt werden. Der Arzt sollte darüber aufklären können, wieviele Sitzungen er für nötig hält und welche Erfolge er innerhalb dieses Rahmens erwartet.

Nebenwirkungen treten bei richtiger Handhabung selten auf. Es kann manchmal zu Kreislaufstörungen kommen, denen durch eine liegende Haltung vorgebeugt werden soll. Ein schlecht ausgebildeter Akupunkteur kann natürlich Schäden verursachen und zum Beispiel innere Organe oder Blutgefäße verletzen. Diese Gefahr besteht vor allem, wenn eine tiefe Nadelung gewollt ist.

Sehr wichtig ist es, Infektionsgefahren durch die Nadelung vorzubeugen. Man sollte sich nur von einem Akupunkteur behandeln lassen, der sterile Nadeln benutzt.

Beim Einstich in die Haut spürt der Patient meist keinen oder nur unwesentlichen Schmerz. Hingegen sind ein leichtes Kribbeln und gelegentlich auch heftiges Ziehen an der behandelten Stelle normal. Sie zeigen die energetische Reaktion des jeweiligen Meridians. Diese wird vom Akupunkteur durch genau dosierte Manipulationen der Nadeln mit den Fingerspitzen unterstützt. Manche Patienten empfinden ein prickelndes Fließen entlang des Meridians oder auch andere untergründige Kräfte, die im Körper wirken.

Prinzipiell lassen sich durch die Behandlung eines Meridians alle Phänomene beeinflussen, die mit diesem in Verbindung stehen. Der Magen-Meridian verläuft zum Beispiel vom Kopf über Brust, Bauch und Beine bis zu den Füßen. Über ihn lässt sich nicht nur auf Verdauungsfunktionen einwirken, sondern auch auf Atmung, die Unterleibsorgane, die Sehfähigkeit, manche Knieprobleme und vieles mehr. Alle Körperbereiche, die an einem gemeinsamen Energiestrom teilhaben, reagieren auf dessen Veränderung. Auf welche Weise dies geschieht, wird durch den Ort und die Art der Nadelung bestimmt. Auch Gefühle und Psyche werden davon betroffen. Beispielsweise wird der Endpunkt des Magen-Meridians an der

**So sehen die Nadeln aus, so lange bleiben sie in der Haut.**

zweiten Zehe zur Behandlung nicht nur zahlreicher körperlicher Beschwerden, sondern auch von großer Müdigkeit, Albträumen und heftigen Erregungszuständen eingesetzt.

## Wie Nadeln stärken oder beruhigen können

**Was fühlt der Patient?**

Die chinesische Medizin unterscheidet zwischen Nah- und Fernpunkten auf einem Meridian. Ein Nahpunkt befindet sich in unmittelbarer Nähe des Körperteils, der eine Störung aufweist. Oft lässt sich auf erkrankte Organe aber gut mittels Punkten einwirken, die an Händen, Füßen, Armen oder Beinen liegen. Ein solcher »Fernpunkt« befindet sich zum Beispiel unter dem Kniegelenk. Er gehört zum Magen-Meridian und hilft bei Magen-Darm-Beschwerden.

Durch langes Ausprobieren und Beobachten unterschieden die chinesischen Heilkundigen Punkte von unterschiedlicher Wirkqualität, je nachdem, welchen Einfluss sie auf bestimmte Organe oder Krankheitsbilder haben. Es gibt Punkte, durch deren Nadelung sich das Qi gleich mehrerer Organe steuern lässt. Einige haben besonders starke Wirkung oder erhöhen den Einfluss anderer Punkte. Außerdem werden Punkte mit stärkender, dämpfender oder ausgleichender Wirkung unterschieden.

Ob die Einstiche stärkende (tonisierende) oder dämpfende (sedierende) Wirkung haben, hängt jedoch auch von der Handhabung der Nadeln ab.

- Tonisierung (Stärkung): Um das Qi bestimmter Organe oder Gewebe zu stärken, erfolgt die Nadelung rasch und in Richtung des Qi-Flusses im Meridian. Die Nadel wird kaum manipuliert. Am Ende der Behandlung entfernt der Therapeut die Nadeln langsam und sachte.

  Man kann sich die Tonisierung wie den sanften Anstoß eines Gefährts auf leicht geneigter Strecke vorstellen. Der Wagen wird wieder in Fahrt gebracht und setzt seinen Weg bald wieder selbstständig fort.

- Sedierung (Dämpfung): Wenn ein Patient unter Nervosität und Rastlosigkeit leidet, Organe hyperaktiv sind oder »hitzige« Krankheitsbilder vorliegen, müssen übermäßige Energien besänftigt werden. Die Nadelung erfolgt eher langsam und entgegen der Richtung des Qi-Flusses. Die Nadeln werden gedreht oder auch gehoben und gesenkt, um entschieden auf das Qi einzuwirken. Am Ende der Sitzung werden sie rasch entfernt.

  Bei diesem Vorgehen werden stärkere Reize auf den Körper ausgeübt als bei der Tonisierung. Sie stellen sich dem Qi-Fluss entgegen und wirken somit hemmend auf unkontrollierte, übermäßige Energie.

Es gibt zahlreiche Feinheiten und Kniffe bei der Handhabung der Akupunkturnadeln. Mitunter werden sie auch erwärmt. Die Auswahl der Akupunkturpunkte und die Technik der Nadelung dient immer denselben Zielen: Qi soll beruhigt oder angeregt, wieder in die richtigen Bahnen gelenkt oder – wenn Stauungen vorliegen – zerstreut werden.

## Sonderformen der Akupunktur

In China ist die so genannte »Elektrostimulation« weit verbreitet. Im Westen wird sie vor allem bei Erkrankungen angewandt, bei denen die energetische Aufladung der Nadel durch den Therapeuten nicht ausreicht. Dies kann beispielsweise bei starken chronischen Schmerzleiden oder Lähmungen der Fall sein. Nachdem die Akupunkturnadeln in der Haut stecken, werden sie mit Stromklemmen versehen. Über diese werden niedrige Energiefrequenzen in die Meridiane geleitet. Die Behandlung ist meist schmerzloser als die normale Akupunktur. Statt mit Akupunkturnadeln kann die Stimulation auch direkt durch Elektroden auf der Haut erfolgen.

Die Elektrostimulation darf nicht bei Patienten angewendet werden, die einen Herzschrittmacher tragen oder bestimmte Herz-Kreislauf-Beschwerden haben.

Ein völlig anderes Verfahren, dass nur im Ansatz der Elektrostimulation ähnelt, ist die Elektroakupunktur nach Voll. Sie beruht auf den Vorstellungen des Arztes Reinhold Voll. Er übernahm das chinesische Konzept, dass Krankheiten mit einem gestörten Energiehaushalt zu tun haben, der sich durch Punkte an der Oberfläche des Körpers regulieren lässt. Mit speziellen elektronischen Geräten wird der elektrische Widerstand ausgewählter Punkte gemessen und in eine Skala zwischen 1 und 100 eingeordnet. Über- oder unterdurchschnittliche Werte sollen Störungen anzeigen, die man durch elektrische Impulse auszugleichen versucht. Mit Hilfe der elektrischen Diagnose sollen nicht nur so genannte Störfelder – wie Entzündungen – aufgespürt, sondern auch die individuelle Verträglichkeit für einzelne Medikamente herausgefunden werden.

Viele Fachleute sehen das Verfahren kritisch. Seine Grundlagen erscheinen allzu willkürlich und es liegt der Verdacht nahe, dass sich Erfolge nur in Einzelfällen ergeben. Anders als bei der klassischen chinesischen Akupunktur konnten bisher keine ausreichenden wissenschaftlichen Belege für die Wirksamkeit gefunden werden. Grundsätzlich unterscheidet sich die Elektroakupunktur von der chinesischen Medizin durch ihren technokratischen Gesundheitsbegriff: Abstrakte Messergebnisse bestimmen die Behandlung,

**Elektrischer Strom kann unterstützend wirken.**

89

nicht aber die ganzheitliche Betrachtung aller Einflüsse, die einen Menschen bewegen. Chinesische Ärzte kämen auch nicht auf die Idee, Richtwerte für einen ausgeglichenen Energiehaushalt festzulegen. Denn individuelle oder punktuelle Schwankungen sagen nichts darüber aus, wie gut Yin und Yang bei einem Patienten harmonieren.

**Laser im Einsatz.** Eine weitere moderne Form der Akupunktur wird mit Lasergeräten durchgeführt. Der Laserstrahl ersetzt die Nadel und ist somit geeignet für Patienten, die Einstiche als schmerzhaft oder unangenehm empfinden. Laserstrahlen sind überhaupt nicht spürbar, können aber auf das Qi Einfluss nehmen. Die Behandlung ist risikoarm, wenn sie durch qualifizierte Fachleute ausgeführt wird.

**Diese Methode stammt aus Europa.** Die Ohrakupunktur ist ein spezieller Bereich, der in Europa entwickelt und in die chinesische Medizin integriert wurde. Durch Einstiche an den Ohren sollen sämtliche Körperteile beeinflusst werden können. Dies kann auch durch kleine Dauernadeln geschehen, die über mehrere Tage an Ort und Stelle bleiben.

Bei chronischen Schmerz- und Magen-Darm-Leiden, Allergien, Störungen am Bewegungsapparat und vielen anderen Beschwerden erreicht der Akupunkteur oft, was der Schulmediziner nicht schafft: langfristige Linderung oder Heilung. Gleichwohl sollte bei ernsthaften Leiden eine Diagnose mit modernen naturwissenschaftlichen Verfahren gestellt werden. Ein guter Akupunkteur wird — wenn er nicht selbst schulmedizinisch ausgebildet ist — eine solche Untersuchung verlangen. Bei Sehstörungen, Hitzewallungen, Brustschmerzen, Immunschwäche, häufigem Durchfall und anderen rätselhaften Symptomen muss geklärt werden, ob ein schwerwiegender organischer Befund vorliegt, der einen raschen Eingriff der westlichen Medizin nötig macht. Deren Erkenntnisse hätte auch ein chinesischer Arzt vor 2000 Jahren genutzt — wenn er sie besessen hätte. Gleichwohl hätte er seine ganzheitlichen Vorstellungen von den Spannungsfeldern zwischen Mensch und Kosmos nicht aufgegeben. Qualifizierte Ärzte, die Akupunktur und Kräuterheilkunde anwenden, haben dieselbe Einstellung. Nicht der Glaube an dieses oder jenes System ist für sie entscheidend, sondern das Wohl des Patienten.

## Die erwärmende Kraft des Moxa

Der Tonisierung des Organismus — also dem Anregen der Energie — dient ebenfalls eine Behandlung, die im Westen weit weniger bekannt ist als die Akupunktur, obwohl sie in der Traditionellen Chinesischen Medizin direkt mit ihr zusammenhängt: die Moxibustion. Hierbei werden Akupunkturpunkte durch glimmendes Moxa-Kraut erhitzt.

Moxa-Kraut besteht in der Regel aus

chinesischem Beifuß. Für eine einfache Anwendung, die auch zur Selbstbehandlung geeignet ist, wird das getrocknete Kraut in Reispapier eingewickelt. So entsteht die Moxa-Zigarre, die in Form und Funktion einer normalen Zigarre ähnelt, obwohl man sie keinesfalls rauchen sollte. Zur Behandlung wird das glimmende Ende der Moxa-Zigarre etwa einen Zentimeter über den ausgewählten Akupunkturpunkt gehalten oder auch gekreist. Sobald Hitze auf der Haut zu spüren ist, wird die Zigarre etwas entfernt. Diese Prozedur wiederholt man einige Male und achtet darauf, dass sich die Haut nicht zu stark erhitzt, indem man ständig den Abstand variiert. Am Ende der Behandlung weisen die behandelten Hautstellen eine leichte Rötung auf. Natürlich muss darauf geachtet werden, dass es zu keinerlei Schädigungen oder gar Verbrennungen des Gewebes kommt. Der Geruch abgebrannten Moxa-Krautes wird nicht unbedingt als angenehm empfunden. Ähnlich wie Zigarrenrauch setzt er sich gern in Räumen fest.

Die Moxibustion dient ausschließlich der Therapie von Kälte- und Mangelkrankheiten: Die Kraft von Wärme und Kräutern aktiviert über die Akupunkturpunkte das Qi und spezielle Körperfunktionen. Wer sich matt und ausgebrannt fühlt, kann eine Stärkung seiner Willenskraft und seiner Lebensgeister erreichen. Bei Depressionen und dem Gefühl innerer Leere ist eine Anregung seelischer Kräfte möglich. Natürlich kann die Moxibustion auch bei körperlicher Erschöpfung helfen und bei vielen Leiden, die nach chinesischer Vorstellung auf zu wenig oder überfordertes Qi hinweisen: Erkältungen, kalten Extremitäten und Mangeldurchblutung, Durchfall, Appetitlosigkeit, chronischer Bronchitis oder Bronchialasthma. Hingegen darf Moxibustion auf keinen Fall bei Fülle- oder Hitzezeichen angewandt werden, bei nervösen Spannungen, Rastlosigkeit, Bluthochdruck, Hitzewallungen, Rötungen von Gesicht oder Augen, Fieber oder akuten Infektionen.

Obwohl sich die Moxibustion zur Selbstbehandlung eignet, sollte man sie besser nur nach der Diagnose und Anweisung eines erfahrenen Therapeuten vornehmen. Weniger die Handhabung der Moxa-Zigarren bedeutet eine Gefahr: Hier kann man sich nach der einfachen Faustregel richten, dass jede starke, unangenehme Hitzeempfindung zu vermeiden ist. Hingegen überfordert viele Laien die Deutung ihrer persönlichen Beschwerden. Gerade Menschen, die hochtourig aktiv und überreizt sind, die ständig Nervosität verspüren und unerledigte Aufgaben vor Augen haben, glauben oft, ihnen werde durch mehr Energie geholfen. Sie befinden sich in einem fatalen Kreislauf des Raubbaus an Vitalität, der stetig weitere Kraftstoffe verschlingen will, um ein unausgewogenes Leben leisten zu können.

**In Europa noch relativ unbekannt ...**

**... dient diese Therapie dem Aufbau neuer Kräfte.**

91

Ebenso ist die Einschätzung von körperlichen Krankheitsbildern gar nicht so einfach: Schüttelfrost zeugt von Kälte, ist aber oft nur eine Abwehrreaktion auf eine »hitzige« Infektion. Ein übersteigerter, hitziger Blutdruck kann zu plötzlichen Erschöpfungszuständen führen, die das Gesicht blass machen und die Kräfte lähmen. Wer jetzt Moxibustion anwendet, bekämpft die »kalten« Folgen einer »heißen« Ursache – und läuft Gefahr, das Grundübel zu verschlimmern.

**Variationen des Verfahrens.**

Neben dem Einsatz von Moxa-Zigarren gibt es weitere Varianten der Moxibustion:

- Bei der Akupunktur kann, wie bereits erwähnt, durch die Erwärmung von Nadeln tonisiert werden. Das ist durch eine Kombination von Akupunktur und Moxibustion möglich: Nach der Nadelung werden Moxa-Päckchen auf der Nadel angebracht und entzündet.

- Eine Stimulierung des Qi lässt sich auch erreichen, indem Moxa-Kegel auf der Haut verbrannt werden. Als Schutzschicht dienen Ingwerscheiben, die auf den ausgewählten Akupunkturpunkten liegen. Darüber kommt das kegelförmig gepresste Beifußkraut. Der Ingwer nimmt die Wärme in sich auf und sorgt für ihren anhaltenden, gleichmäßigen Einfluss auf die Haut. Zudem sondert er eigene Wirkstoffe ab, die der Behandlung

**So verfährt man in Fernost.**

förderlich sind. Zur Selbstbehandlung ist diese Methode nicht zu empfehlen, weil Unachtsamkeiten leicht zu Verletzungen führen.

- Manche Therapeuten bieten einen einfachen Weg an, um Akupunkturpunkte zu erwärmen: Sie bestrahlen sie mit Infrarotlicht. Die Wirkung ist allerdings weniger intensiv als bei der herkömmlichen Brennmethode.

## Schröpfkuren

Beim Schröpfen wird eine Saugwirkung auf die Haut ausgeübt, die das darunter liegende Gewebe stark reizt. Durch die Verbrennung von Papier, Moxa-Kraut oder Baumwolle wird ein Vakuum in einem Schröpfgefäß hergestellt. Heute werden zumeist kugelige Gefäße aus Glas verwendet. Durch den Unterdruck saugen sie sich auf der Haut fest und die Blutgefäße des Gewebes weiten sich. Die behandelten Regionen verfärben sich rötlich bis bläulich. Yin geprägte Beschwerden und Schmerzen sollen auf diese Weise aus den Meridianen abgeleitet werden. Schröpfgläser werden unter anderem an fahl aussehenden Hautstellen angesetzt, die auf Kälteerscheinungen hinweisen.

# Die chinesische Form der Massage: Tui Na

Ähnlich wie Akupunktur und Moxibustion funktioniert auch die direkteste der chinesischen Therapien: Für Tui-Na-Massagen verwendet der Heilkundige lediglich seine Hände und Arme. Wenn er Akupunkturpunkte drückt oder massiert, kann er ebenso heilsam wirken wie durch Stechen oder Erwärmen. Solche Akupressur ist jedoch nur ein Teilbereich der chinesischen Massagetechniken, die als Tui Na bezeichnet werden. Hinzu kommt die streichende, knetende, klopfende oder ziehende Bearbeitung des Körpers. Hierbei »greift« der Therapeut in Nervenbahnen, verspannte Muskeln oder Wirbel ein und kümmert sich insbesondere um schmerzende Stellen. Die Massagen öffnen und lockern die Meridiane wie auch die Blutbahnen und Gewebe. Der Stoffwechsel wird angeregt und ein wohltuender Einfluss auf das Nervensystem ausgeübt. In den behandelten Körperteilen kann das Qi vermehrt und reibungsloser fließen – und über die Meridiane auch vitalisierend auf andere Regionen und Organe wirken.

Bei Verspannungen im Bereich der Wirbel, Muskeln und Gelenke sind Tui-Na-Massagen eine Wohltat. Nach Sportverletzungen wie Verstauchungen oder Zerrungen können sie rasche Linderung bringen und selbst die Heilung gebrochener Knochen fördern. Verrutschte Wirbel können die Masseure – ähnlich wie die bei uns bekannten Chiropraktiker – wieder einrenken.

Wundersam anmutende Erfolge haben manche Patienten erlebt, die sich jahrelang mit Beschwerden am Bewegungsapparat herumschlugen. Viele Beispiele zeugen davon, dass Tui Na vom hartnäckig steifen, schmerzenden Nacken oder Rückenleiden erlösen kann. Die Massagen haben einen kräftigenden und entspannenden Effekt auf Körper und Seele. Gerade Rückenleiden erscheinen oft rätselhaft: Etwa wenn sich keine exakte medizinische Ursache dafür finden lässt, warum Muskeln verkrampfen und hierdurch Schmerzen auslösen. Bekannt ist, dass die Nervenfasern des Rückens eng mit dem Gehirn verschaltet sind. Wer sich unter Druck fühlt, spürt deshalb leicht auch Beschwerden im Rückenbereich. Die harmonisierenden Tui-Na-Massagen helfen, dem Teufelskreis aus Schmerzen, Schmerzmitteln und der ständigen Belastung des Rückens zu entrinnen, die schließlich zum echten körperlichen Schaden führt.

**Die belebende Berührung fachkundiger Hände.**

**Eigen-
behandlung
ist möglich ...**

Weil die Massage ohne technische Hilfsmittel auskommt, ist sie zur Eigenbehandlung geeignet. So lassen sich die Bemühungen des Arztes zu Hause unterstützen. Leichte Beschwerden oder Unwohlsein können auf relativ einfache Art selbst kuriert werden. In China gilt Akupressur als Hausmittel wie bei uns Hustensaft oder Aspirintablette. Nebenwirkungen sind bei richtiger Anwendung praktisch nicht zu erwarten. Bereits Schulkinder erlernen in China Akupressurtechniken – die traditionelle Methode wird vom Staat als »handgreiflicher« Weg angesehen, die Volksgesundheit zu fördern – und Krankheitskosten zu drücken.

Auf den nächsten Seiten wird zuerst die reine Akupressur beschrieben: die Massage von wirksamen Meridianpunkten. Wer sie anwendet, ersetzt sozusagen die Nadel des Akupunkteurs durch den eigenen Finger. Dabei kann man nicht so tief greifend auf den Organismus eingehen wie er, aber trotzdem wohl tuende und heilsame Effekte erzielen.

## Die Risiken der Selbstbehandlung

**... aber nicht
unproble-
matisch.**

Es erscheint sehr verführerisch, Schmerzen in Kopf oder Rücken, Magen-Darm-Probleme oder Erschöpfungszustände durch einfache »Kniffe« rasch zu beseitigen, anstatt sich zu quälen oder auf die Wirkung irgendeines Medikaments zu hoffen. Akupressur bringt häufig rasch Linderung. Man selbst ist am Besserungsprozess beteiligt und freut sich über die eigene Souveränität und Selbstkontrolle. Aber in dieser Einstellung liegt auch die größte Gefahr der Selbstbehandlung: Man darf nicht in Versuchung geraten, wiederkehrende Schmerzsymptome oder andere ernste Beschwerden kurzfristig »wegzudrücken« und eine fachkundige Untersuchung zu unterlassen.

Selbst angewandte Akupressur ist dienlich bei Kopfschmerzen, zum Beispiel infolge von Überanstrengung, auch bei Muskelverspannungen oder Rückenschmerzen nach langer sitzender Tätigkeit. Sie ist das passende Gegenmittel, wenn Erschöpfungszustände, Schlaflosigkeit, Nervosität, Unwohlsein durch Seekrankheit oder Kreislaufschwäche durch hohe Luftfeuchtigkeit den Körper belasten. Organische Schäden oder Verschleißerscheinungen kann sie nicht heilen.

Bei Rheuma, Nervenleiden, Schäden an Knochen, Gelenken oder Bandscheiben sollte Akupressur nur unter Aufsicht von Fachleuten durchgeführt werden. Bei schweren Herz-Kreislauf-Leiden und in der Schwangerschaft dürfen jeweils bestimmte Punkte nicht behandelt werden, genaue Kenntnisse sind daher wichtig. Ebenso darf kein Druck auf Körperregionen ausgeübt werden, die in der Nähe von Entzündungen oder anderen krankhaften Veränderungen liegen.

Wenn die Selbstbehandlung mit Akupressur bei alltäglichen, scheinbar harmlosen Überlastungen und Unpässlichkeiten nicht bald hilft, ist ärztlicher Rat unbedingt nötig.

## Wohlbefinden durch Fingerdruck

Die Prinzipien der Behandlung sind dieselben wie bei der Akupunktur. Es gibt Nahpunkte, die direkt am Ort eines spürbaren Symptoms helfen können. Fernpunkte liegen überwiegend an Armen und Beinen. Über sie lässt sich das Qi von Meridianen regulieren, die mit den jeweiligen Beschwerden in Verbindung stehen. Man unterscheidet Punkte, die einen anregenden, einen beruhigenden, einen ausgleichenden oder aber sehr speziellen Einfluss haben.

Nahpunkte werden mit sanftem Druck etwa dreißig Sekunden massiert. Fernpunkte an den Extremitäten können etwas stärkeren Druck vertragen und etwa eine Minute behandelt werden. Auch eine wesentlich kürzere Behandlungsdauer kann Erfolge bringen – manche Experten meinen, man solle einen Punkt nicht länger als sieben Sekunden ununterbrochen massieren, um einen optimalen Effekt zu erzielen. Die Behandlungsdauer hängt auch von der Stärke der Beschwerden ab. Häufig ist

zu spüren, wenn die Akupressur deutlich anschlägt, eine Impulskraft zu bemerken ist und die Beschwerden »bearbeitet« werden. Nicht selten wird dann ebenso spürbar, wann die Behandlung ausgereizt ist – im besten Fall durch Entspannung beziehungsweise Wohlbefinden.

Als Faustregel gilt: Mit empfindlichen Körperregionen wie dem Gesicht sollte man behutsam umgehen. Wo viel Binde-, Muskel- oder Fettgewebe vorhanden ist, darf kräftiger massiert werden. Während einer persönlichen Akupressurtherapie sollte anfangs generell nur vorsichtiger Fingerdruck ausgeübt werden, der allmählich gesteigert werden kann. Dann lässt man die Behandlung wiederum sachte ausklingen. Da beide Körperseiten identische, symmetrisch angelegte Punkte besitzen, werden diese beidseitig, eventuell gleichzeitig behandelt. Die Punkte auf der vorderen und der hinteren Mittellinie des Körpers gibt es jeweils nur einmal.

Die Akupressur geschieht vorzugsweise mit den Kuppen von Daumen, Zeige- oder Mittelfinger, aber auch die Fingerknöchel oder Handballen können benutzt werden. Dabei sollte man nicht vom Behandlungspunkt abrutschen.

Wenn behandelte Körperstellen kurzzeitig empfindlich oder schmerzhaft reagieren oder Symptome wie Kopfweh zunehmen, kann dies ein Zeichen für den Erfolg der Bemühungen sein. Länger andauernde oder unangenehme Be-

**Akupressur, die sanfte Schwester der Akupunktur.**

schwerden, die durch Akupressur ausgelöst werden, sind jedoch ein Warnsignal. Die Behandlung sollte im Zweifel abgebrochen werden.

Im Folgenden werden wichtige Akupressurpunkte und einige ihrer Funktionen beschrieben. Viele von ihnen lassen sich – und zwar je nach therapeutischem Ziel – in die später beschriebene Tui-Na-Massage »einbauen«. Die Punkte liegen meist an markanten Stellen des Körpers wie Knochenvorsprüngen oder Hautfalten, was ihr Auffinden erleichtert. Zudem reagieren sie auf Fingerdruck oft recht sensibel, so dass man sie auch an ihren Reaktionen erkennen kann: dumpfen oder leicht schmerzhaften Impulsen, sanftem Strömen oder Prickeln.

**Wie soll man vorgehen?**

Für eine Akupressur sollte man die Hände waschen und auf kurze Fingernägel achten, die nicht die Haut verletzen können. Wichtig ist außerdem, entspannt zu sein und unmittelbar vor der Behandlung die Handflächen kräftig aneinander zu reiben. Dadurch werden sie nach chinesischer Vorstellung mit Qi aufgeladen, was die Einwirkung auf die Akupressurpunkte intensiviert. Wärmere Hände besitzen mehr Energie und damit mehr Einfluss auf die Behandlungsregion.

**Der linke Arm von vorn.**

## Akupressurpunkte an den Armen und Händen

- In der Falte des Handgelenks, unterhalb vom kleinen Finger, liegt der Herzpunkt 7. Er hat ausgleichende Wirkung auf Erregungszustände, Herzklopfen und Nervosität. Er kann ebenso Prüfungspanik lindern wie Schlaflosigkeit.

- Etwa drei Fingerbreit oberhalb des inneren Handgelenks liegt in der Mitte des Unterarms der 6. Punkt des Herzbeutels. Seine Massage hat ebenfalls entspannenden Einfluss und hilft bei allgemeinem Unwohlsein, Kreislauf- und Magenbeschwerden.

- Auf der Oberseite der Hand, am inneren Ende der Hautfalte zwischen Daumen und Zeigefinger liegt der

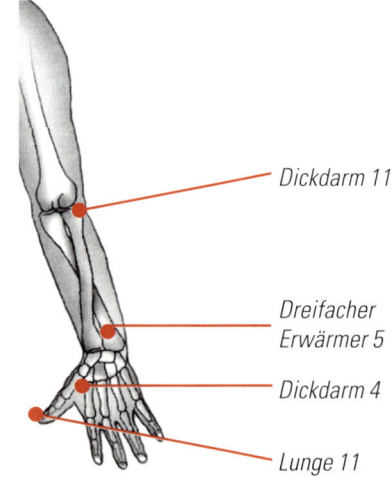

Dickdarm 11

Dreifacher Erwärmer 5

Dickdarm 4

Lunge 11

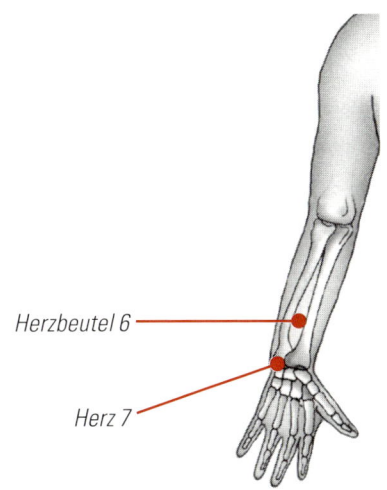

*Herzbeutel 6*

*Herz 7*

## Akupressurpunkte an den Beinen und Füßen

● Unterhalb des Kniegelenks gibt es einen vorspringenden Knochen. Der Magenpunkt 36 liegt einen Fingerbreit nach außen neben der Unterkante dieser Erhebung (in einer Vertiefung). Seine Massage hilft bei Erschöpfungszuständen und Magen-Darm-Problemen.

● Geht man eine Handbreit vom Höhepunkt des inneren Fußknöchels nach oben (hinter dem Schienbein), trifft man auf den Milzpunkt 6. Seine Massage kann eine allgemeine Kräftigung bringen, etwa bei Kreislaufschwäche und gedrückter Stimmung. Positiven Einfluss hat er außerdem auf die Verdauungs- und Genitalorga-

**Der linke Arm von hinten.**

Dickdarmpunkt 4. Er hat allgemein schmerzstillende Funktion und hilft insbesondere bei Kopf- und Zahnschmerzen.

● Speziell Halsschmerzen lassen sich durch den Lungenpunkt 11 lindern. Dieser befindet sich an der äußeren Daumenseite, und zwar neben dem unteren Rand des Fingernagels.

● Bei Kopfschmerzen hilft auch der 5. Punkt des Dreifachen Erwärmers. Er liegt ungefähr drei Fingerbreit oberhalb der äußeren Beugefalte des Handgelenks, in der Mitte des Unterarms zwischen Elle und Speiche.

● Am äußeren Ende der Beugefalte des Ellenbogens (innen, wenn Sie den Arm anwinkeln) liegt der Dickdarmpunkt 11. Er harmonisiert das Qi und hat eine belebende, erfrischende Wirkung. Insbesondere hilft er auch bei Gelenkbeschwerden und Grippe.

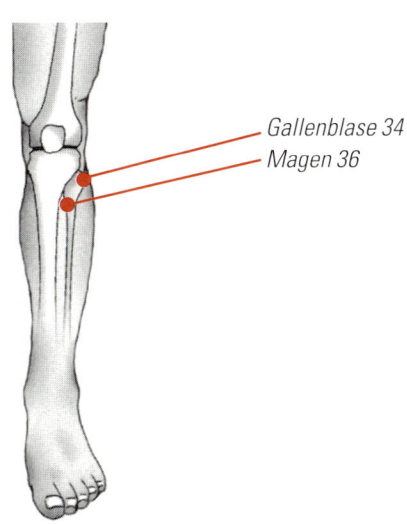

*Gallenblase 34*
*Magen 36*

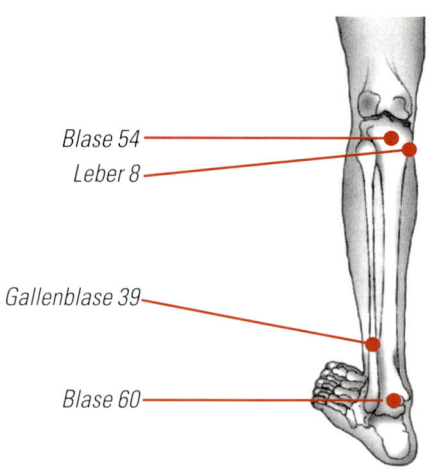

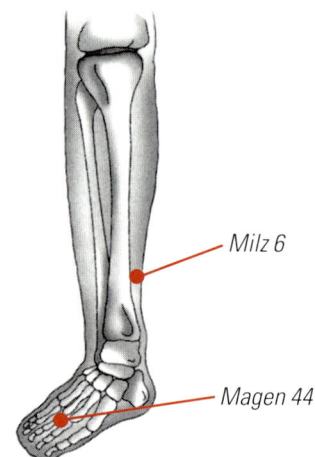

ne, bei Menstruationsbeschwerden und Erkältungen.

- Bei Menstruationsstörungen ist auch der Leberpunkt 8 empfehlenswert. Er befindet sich am hinteren Kniegelenk, und zwar am inneren Ende der Kniefalte.

- Etwa vier Fingerbreit oberhalb des äußeren Fußknöchels liegt der Gallenblasenpunkt 39. Er lindert allgemeine Unpässlichkeit und (seitlichen) Kopfschmerz.

- Seitlich außen am Bein, etwas unterhalb des Kniegelenks, in einer Vertiefung am Wadenbeinkopf, liegt der Gallenblasenpunkt 34. Er hat eine harmonisierende Funktion bei aufgestauter Energie und kann auch bei Magenverstimmungen helfen.

- Zwischen dem äußeren Fußknöchel und der Achillessehne liegt der Blasenpunkt 60. Seine Massage vermag

Schmerzen am Hinterkopf, Rückenbeschwerden sowie Verstauchungen zu lindern.

- In der Mitte der Kniekehle liegt der Blasenpunkt 54, welcher ebenfalls die schmerzhaften Folgen einer Überlastung oder schlechten Haltung des Rückens wie etwa Ischiasschmerzen lindern kann.

- Unterhalb der »Trennungslinie« von zweitem und drittem Zeh befindet sich der Magenpunkt 44 mit allgemein schmerzstillender Funktion, speziell für den Kopf- und Gesichtsbereich.

- Bei Nervenstörungen und emotionaler Unausgeglichenheit ist der Nierenpunkt 1 empfehlenswert. Er befindet sich auf der Fußsohle, in der Mulde, die seitlich unterhalb des großen Zehenballens liegt (an der Grenze zum nächsten Zehenballen).

# Akupressurpunkte an Kopf und Hals

- Direkt zwischen den Augenbrauen befindet sich der Sonderpunkt 1. Seine ausgleichende Wirkung auf das Qi kann bei Erschöpfungszuständen und Kreislaufstörungen hilfreich sein, sowie Linderung bei Erkältungskrankheiten schaffen.

- Einen allgemein stabilisierenden Effekt hat ebenso der Sonderpunkt 2 auf den Schläfen. Zudem hilft er bei Schmerzen im vorderen Kopfbereich.

- Der Gallenblasenpunkt 20 ist bei Kopfschmerzen und insbesondere bei Erkältungskrankheiten zu empfehlen. Auch auf Schulterverspannungen und Magenverstimmungen kann von diesem Punkt aus eingewirkt werden. Er liegt in der Mitte einer gedachten Linie, die etwas oberhalb des Ohrläppchens beginnt und unterhalb der Mitte des Hinterkopfes zwischen den Nackenmuskeln endet.

- Neben dem Nasenflügel liegt der Dickdarmpunkt 20, der bei verstopften Nasenschleimhäuten und auch bei Zahnschmerzen hilfreich ist.

- In der Hautkerbe unterhalb der Nase – und zwar zwischen dem mittleren und oberen Drittel – liegt der 26. Punkt des Lenkergefäßes, das über die hintere Körpermitte bis zur Oberlippe verläuft. Er wirkt schmerzstillend – insbesondere auch bei Zahnleiden – und hat einen regulierenden Effekt zum Beispiel bei Kreislaufschwäche, Ohnmacht oder kindlichen Krampfanfällen.

- Der 23. Punkt des Dreifachen Erwärmers liegt jeweils am Ende der Augenbrauen und kann bei Erkältungen sowie Schmerzen im vorderen Kopf- und Gesichtsbereich behandelt werden.

- Der 17. Punkt des Dreifachen Erwärmers liegt in der Vertiefung direkt hinter dem Ohrläppchen. Er ist hilfreich bei Erkältungskrankheiten, Kopfschmerz und Nackenbeschwerden.

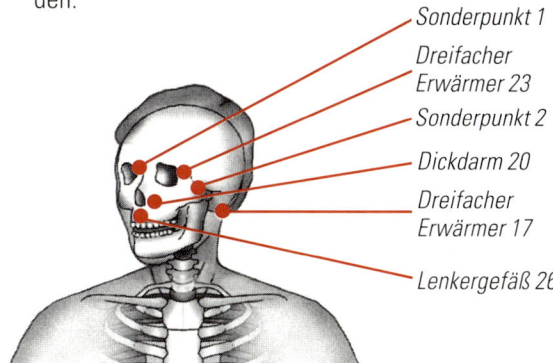

Sonderpunkt 1

Dreifacher Erwärmer 23

Sonderpunkt 2

Dickdarm 20

Dreifacher Erwärmer 17

Lenkergefäß 26

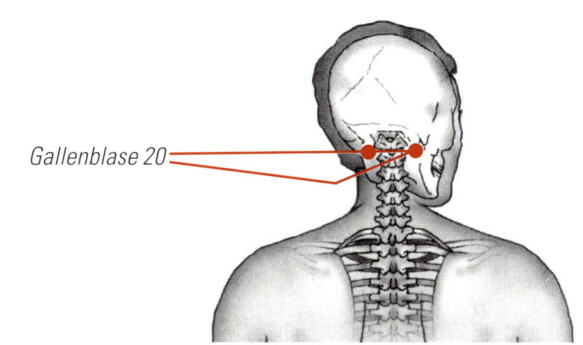

Gallenblase 20

## Akupressurpunkte an Brust und Bauch

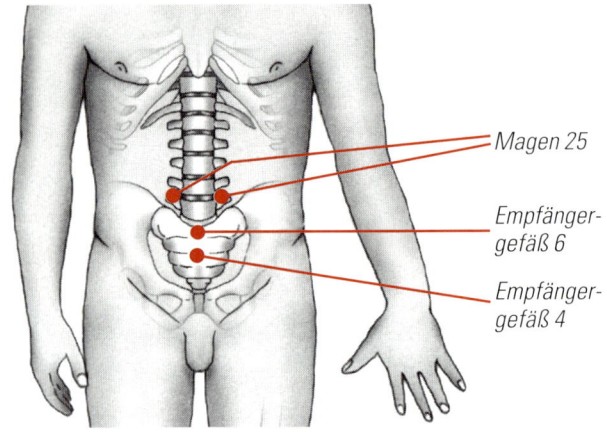

Magen 25

Empfänger-
gefäß 6

Empfänger-
gefäß 4

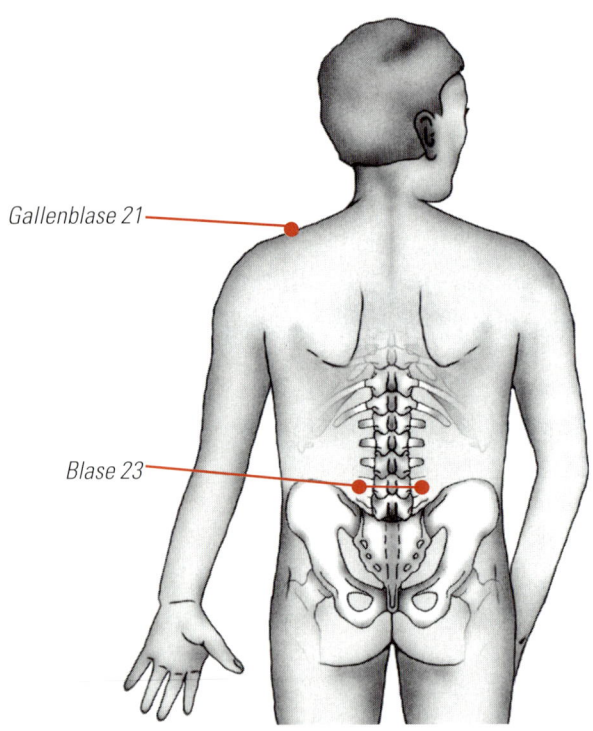

Gallenblase 21

Blase 23

- Eine Handbreit unter dem Nabel liegt der vierte Punkt des Empfängergefäßes, der bei Verdauungsstörungen wie Verstopfung und Blähungen hilft sowie bei Menstruationsbeschwerden.
- Bei diesen Leiden kann zusätzlich auch der sechste Punkt des Empfängergefäßes behandelt werden, der zwei Fingerbreit unter dem Nabel liegt.
- Durchfall und Übelkeit sprechen besonders gut auf den Magenpunkt 25 an, der jeweils etwa drei Fingerbreit seitlich vom Bauchnabel liegt.
- Der Gallenblasenpunkt 21 liegt zentral auf der Schulter, auf ihrem höchsten Punkt, etwa drei Fingerbreit vom Hals entfernt. Er kann Linderung bei Verspannungen der Halswirbelsäule und Schulter bringen.
- Auch der Blasenpunkt 23 auf dem Rücken hilft bei Magenproblemen. Er liegt auf der Höhe des Nabels, jeweils zwei Fingerbreit seitlich neben der Wirbelsäule.

# Selbstmassagen

Massagen werden häufig mit der Vorstellung verbunden, man liege spärlich bedeckt auf einem Behandlungstisch, während ein Therapeut den Körper kräftig durchwalkt und abklopft. Die Techniken der chinesischen Tui-Na-Massage, die bei uns weit weniger bekannt sind als die Akupressur, eignen sich jedoch teilweise auch zur Behandlung des eigenen Körpers. Selbstbehandlungen müssen natürlich von der kunstfertigen Massage durch professionelle Hände unterschieden werden. Schon allein deshalb, weil beim »Do-it-yourself« nicht sämtliche Körperpartien zu erreichen sind und das wohlige Gefühl fehlt, dem Körper bei völliger Passivität Gutes widerfahren zu lassen. Für die heimische Erfrischung sind deshalb auch Partnermassagen sehr empfehlenswert.

Einfache Handgriffe am eigenen Körper sind trotzdem ein hervorragendes Mittel, um zu entspannen oder neue Kraft zu schöpfen. Bei regelmäßiger Übung können sie Krankheiten, Verschleiß- und Alterserscheinungen vorbeugen. Ebenso stärken sie das seelische Gleichgewicht. Selbst wer Massage noch nie bewusst angewandt hat, kennt ihre wohl tuenden Wirkungen: Bei Erschöpfung reiben wir unwillkürlich das Gesicht, bei Kopfschmerz die Stirn und bei Verspannungen die betroffenen Muskelpartien.

Die chinesischen Massagen orientieren sich am Verlauf und Zusammenspiel der Meridiane und Blutgefäße. Während der Behandlung werden außerdem Akupunkturpunkte gereizt – wie bei der Akupunktur oder reinen Akupressur. Die Massagebewegungen sollten prinzipiell in Richtung zum Herzen erfolgen – also zum Beispiel die Extremitäten hinauf zu Schultern oder Hüften.

Wie bei allen chinesischen Körpertherapien sind Entspannung und innere Ruhe dem Erfolg förderlich, außerdem das Reiben der Handflächen. Um die Vitalität aller Köperregionen langfristig zu stärken, ist eine regelmäßige – am besten tägliche – Anwendung wichtig. Wer sich allgemein fit halten will, kann sich einige Grundübungen zur Gewohnheit machen. Zur Vorbeugung oder Linderung von Beschwerden lassen sie sich abwandeln.

**Auch hier die Lehre von den Meridianen.**

### Gesichtsmuskelübung

- Noch ohne die Hände zu benutzen, lassen sich die Gesichtsmuskeln lockern und das Bindegewebe zwischen Stirn und Kinn trainieren: Die Gesichtsmuskeln werden lang gezogen, gestreckt und gedehnt – als sei man ein Clown, der eine exaltierte Mimik übt. Wir bewegen unser Gesicht oft nur dezent vornehm oder einseitig. Wiederkehrende Gedanken, Stress und Ärger können eine bestimmte Mimik geradezu ins Gesicht eingraben. Dadurch sind manche Partien unterfordert und kraftlos. Und Verkrampfungen blockieren die harmonische Zirkulation unter der Haut. Die beschriebene Übung wirkt auch auf die Seele: Wenn man seiner Mimik keine Fesseln anlegt, treten die persönlichen Möglichkeiten gegenüber der Selbstbeschränkung in den Vordergrund.

**Hier wirken Sie direkt auf Ihre Seele ein.**

- Auf ähnliche Weise kann man dem Augenmuskel freien Lauf lassen. Ihm – und der Sehkraft – tut es gut, die Augen ein paar Mal von links nach rechts sowie in umgekehrter Richtung rollen zu lassen. Weitere Augenübungen: Zuerst einen Punkt in der Nähe fixieren, dann in der Ferne. Und im harmonischen, entspannten Wechsel in alle Richtungen starren – geradeaus, nach oben, nach unten, nach links und rechts.

## Massage von Kopf, Gesicht und Schultern

Kopf und Gesicht machen die Verbindung von Körper und Seele besonders spürbar. Körperliche und seelische Empfindungen zeichnen sich gleichermaßen in den Gesichtszügen ab. Wer aufgeregt ist oder sich mit zermürbenden Gedanken herumschlägt, fühlt oft zugleich Hitze, Druck oder Spannungen am Kopf. Auch wenn dieser sich leer oder schwer anfühlt, besteht häufig ein Zusammenhang mit der Gemütsverfassung. Jegliche körperliche Beschwerden werden vom Kopf registriert und beeinflussen unsere Stimmung, die das Gehirn auf seine unmittelbare materielle Umgebung abstrahlt. Die Verfassung von Augen, Mund, Nase, Ohren und Kopfhaut hängt nach chinesischer Vorstellung mit inneren Organen zusammen.

Mit Hilfe einfacher Handstriche lassen sich die sensiblen Blut- und Nervenbahnen unter der Gesichts- und Kopfhaut anregen und gestörte Energien harmonisieren:

- Das Gesicht wird zwischen Kinn und Schläfen beidseitig sanft gerieben. Hierbei bewegt man die Hände parallel zur Nase einige Male auf- und abwärts.

- Ebenso wird die Stirn mit dem Handrücken oder -ballen massiert. Danach folgt die Behandlung der Kopfhaut mit den Fingern: Sie »harken« durch das Haar, während sich die Fingerkuppen in sanft kreisenden Bewegungen bis hinunter zum Hinterkopf bewegen.

- Wohl tuend ist es auch, mit den Handflächen vom Backenknochen über Wangen und Schläfen ins Haar zu fahren, und die Hände über den Hinterkopf bis zu den Schultern gleiten zu lassen. Diesen Ablauf mehrmals wiederholen.

Ebenso kann man sich in massierenden Bewegungen über alle Etappen des Weges vorarbeiten, auch die Schultermuskeln beidseitig mit den Fingern massieren. Besonders bei Abgeschlagenheit und Kopfschmerz sollte hierbei

der Sonderpunkt 2 auf den Schläfen berücksichtigt werden. Die Massage des Gallenblasenpunktes 20 unterhalb des Hinterkopfes sorgt für entspannte Nackenmuskeln.

**Die Behandlungen von Mund, Nase, Augen und Ohren** lassen sich in die oben beschriebene Massage einfügen oder gesondert durchführen. Wie detailreich eine Eigenmassage ausfällt, hängt natürlich von der persönlichen Muße und Befindlichkeit ab. Im Büro, zwischen zwei Telefonaten, ist die allgemeine Erfrischung von Gesichts- und Kopfhaut oft genau das Richtige. Man sollte sich aber ebenso Zeit für intensivere Massagen nehmen, die gegen spezielle Störungen und Verschleißerscheinungen helfen.

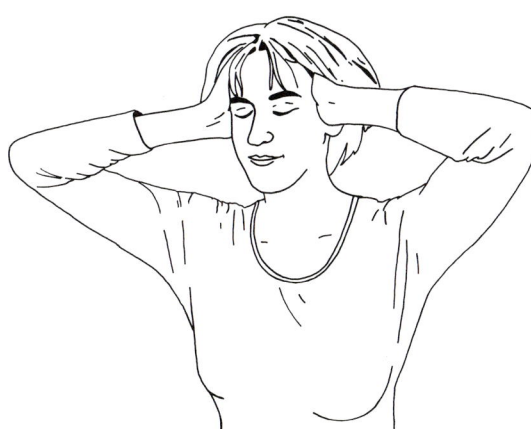

*Mit gespreizten Fingern durchs Haar zu fahren erfrischt den Kopf.*

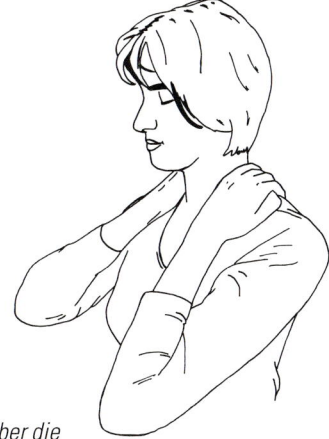

*Lassen Sie die Hände bis über die Schultern gleiten, die häufig zu Verspannungen neigen.*

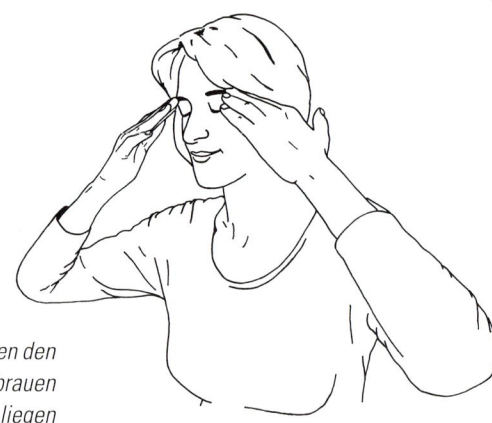

*Auf und neben den Augenbrauen liegen Akupunkturpunkte gegen Kopfschmerzen und Augenleiden.*

- Angenehm ist ein sanftes Reiben der Augenbrauen sowie die leichte Massage des Sonderpunktes 3 auf der Mitte der Braue, des Blasenpunktes 2 an ihrem inneren Ende sowie des 23. Punktes des Dreifachen Erwärmers an ihrem äußeren Ende. Zur Vorbeugung gegen Augenbeschwerden empfiehlt es sich, außerdem die Punkte Blase 1 neben dem inneren Augenwinkel und Gallenblase 1 neben dem äußeren Augenwinkel einzubeziehen.

- Einen Finger wenige Male und sehr sachte auf dem geschlossenen Augenlid innerhalb der Augenhöhle kreisen lassen – in beiden Richtungen. Oder kurz über die untere, dann über die obere Partie streichen.

- Die Nase wird beidseitig gerieben. Außerdem mit zwei Fingern beidseitig die Nasenwurzel massieren sowie unterhalb vom Ansatz der Nasenflügel.

Förderlich für die Gesundheit von Mundraum und Zahnfleisch sind folgende Übungen:

- Zwischen Nase und Oberlippe mit dem Finger hin- und herreiben. Ebenso unterhalb der Unterlippe.
- Den gesamten Bereich zwischen den Kiefern massieren.
- Die Zähne aufeinander legen und durch Kaubewegungen gegenseitig massieren.
- »Zähneklappern«: Die Zähne einmal pro Sekunde aufeinander schlagen (36 mal).

**Das Ohr** ist mit sämtlichen Organen verbunden und hat in der chinesischen Medizin deshalb einen besonderen Stellenwert. Es gibt verschiedene Möglichkeiten der manuellen Stärkung:

- Man klemmt das Ohr von unten zwischen die gespreizten Zeige- und Mittelfinger. Nun wird auf und ab gerieben.
- Man reibt die Ohren mit flacher Hand immer wieder in Richtung Gesicht beziehungsweise Hinterkopf.
- Man massiert das Ohr in kleinen Schritten vom Ohrläppchen ausgehend bis zum Oberrand.

- Mit den Handflächen werden die Ohrmuscheln nach vorne leicht »zugeklappt« und die Finger auf den Hinterkopf gehalten. Hierbei legt man die Zeigefinger jeweils auf die Mittelfinger und schnipst sie dann herab, so dass die Schädeldecke getrommelt wird. Diese Übung kann den Ohrendruck regulieren.

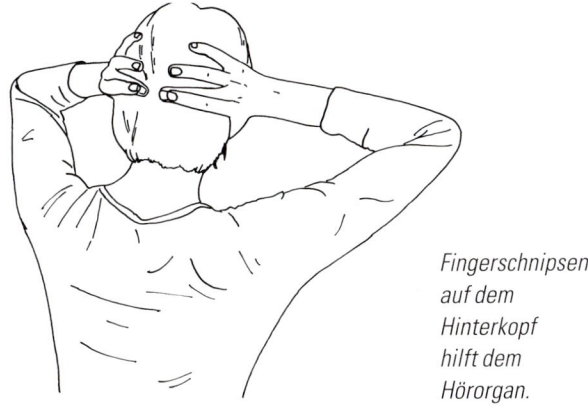

*Fingerschnipsen auf dem Hinterkopf hilft dem Hörorgan.*

## Massage von Händen und Armen

Viele wichtige Meridiane verlaufen über die Hände und Fingerspitzen. Hand- und Fingerübungen sind der Kreislauf- und Organtätigkeit besonders förderlich. Zuerst die rechte, dann die linke Hand behandeln. Diese Reihenfolge gilt für alle Extremitäten.

- Legen Sie Ihren Daumen zwischen den Ansatz von Mittel- und von Ringfinger auf der Innenseite der Hand. Streichen Sie auf direktem Weg armwärts, bis der Daumen zwischen den Handballen vor dem Handgelenk angekommen ist. Nun streichen Sie über den Daumenballen bogenförmig zum Ausgangspunkt zwischen den Fingern zurück. Dann bewegen Sie den Daumen abermals armwärts, gehen nun aber über den Ballen der Handaußenseite wieder hinauf. Diese Massage mehrmals in beiden Richtungen wiederholen.

- Ausgehend von den Zwischenräumen ihrer Finger auf der Oberseite der Hand massieren Sie entlang der Mittelhandknochen bis zum Handgelenk. Sie folgen also den Furchen zwischen den Knochen beider Hände.
- Der Dickdarmpunkt 4 (auf der Handoberseite am Ende der Falte zwischen Daumen- und Zeigefinger) kann insbesondere bei Schmerzen zusätzlich behandelt werden.

*Auf einfache Weise lassen sich der Lymphfluss und die Durchblutung der Hände aktivieren.*

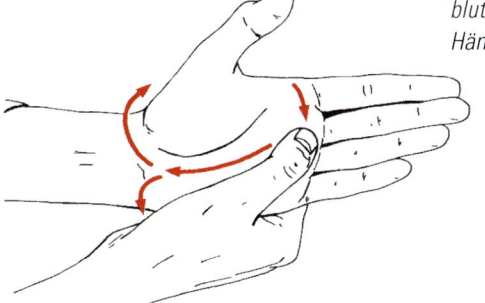

● Handflächen und Finger werden symmetrisch aufeinander gelegt. Ausgehend von den kleinen Fingern wird jeweils ein Paar miteinander verschränkt. Dies bei jedem Paar abwechselnd zu beiden Seiten wiederholen.

● Die Hände fahren wie zwei Forken ineinander, indem sich jeweils zwei benachbarte Finger (etwa Mittel- und Ringfinger) mit zweien der anderen Hand über den »Schwimmhäuten« kreuzen.

● Die Massage der Arme erfolgt entweder durch Streichbewegungen auf der Oberseite in Richtung Schultern oder durch sanftes Pressen: Die Handfläche umschließt die Vorderseite des Arms, die Finger reichen über die Unterseite. Um die oberen Lymphgefäße elastisch zu machen,

*Die Massage des Nierenpunktes 1 unter der Fußsohle entspannt und harmonisiert.*

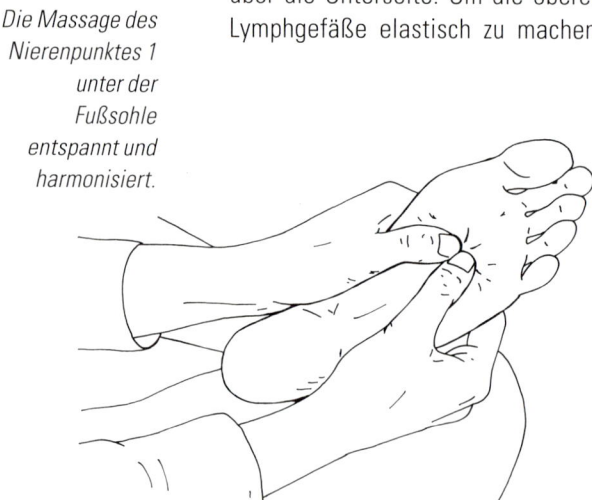

kann man sich von der Armbeuge zu den Schultern hocharbeiten und danach vom Handgelenk zur Armbeuge. Massagen stets in Richtung Rumpf und Herz ausführen! Zuerst wird der rechte Arm behandelt.

## Massage der Füße und Beine

Ähnlich wie in den Händen kommen auch in den Füßen wichtige Meridiane sowie auch Nervenfasern zusammen.

● Die Füße sollten von den Zehenballen bis zu den Fersen durchgeknetet werden. Um möglichst viele wirksame Punkte anzuregen, empfiehlt es sich zudem, ausgehend von den Zehen die gesamte Fußfläche systematisch durch punktuelles Drücken zu behandeln.

● Besondere Aufmerksamkeit verdient der Nierenpunkt 1, der sich mittig unterhalb der Fußballen befindet. Er fördert die Jing-Speicherung der Niere und soll als so genannter Quellpunkt Qi aus dem Boden aufnehmen. Seine Anregung wirkt harmonisierend und entspannend.

● Die Beinmassage funktioniert wie die Armmassage. Man umfasst den Schenkel, so dass der Daumen oben liegt und die Handfläche über die

Unterseite reicht. Von unten nach oben massieren, zuerst das rechte Bein.

## Massage von Rücken und Bauch

- Die seitlichen Rückenpartien zwischen Brustkorb und Hüften werden links und rechts mit den Händen durchgerieben. Dabei bewegen sich die Hände in jeweils entgegengesetzter Richtung. Für die Behandlung der Kreuzpartie werden die Arme nach hinten gelegt und kreisende Bewegungen mit den geballten Daumen und Zeigefinger gemacht.

- Für die Bauchmassage kann man unterhalb des Nabels ansetzen und große Kreise in Richtung des Uhrzeigers ziehen. Oder man setzt mit beiden Händen seitlich an den Hüften an und massiert in kreisenden Bewegungen gerade hinauf bis zur Brust. In der Körpermitte geht man hinunter und beginnt erneut.

Da Bauch und Brust besonders empfindlich auf Massage reagieren, sollte man mit ihnen vorsichtig umgehen – oder aber die Behandlung in einem praktischen Kurs erlernen beziehungsweise sie vom Fachmann durchführen lassen. Bei Herz-Kreislauf-Störungen keine Massagen ohne ärztlichen Rat vornehmen.

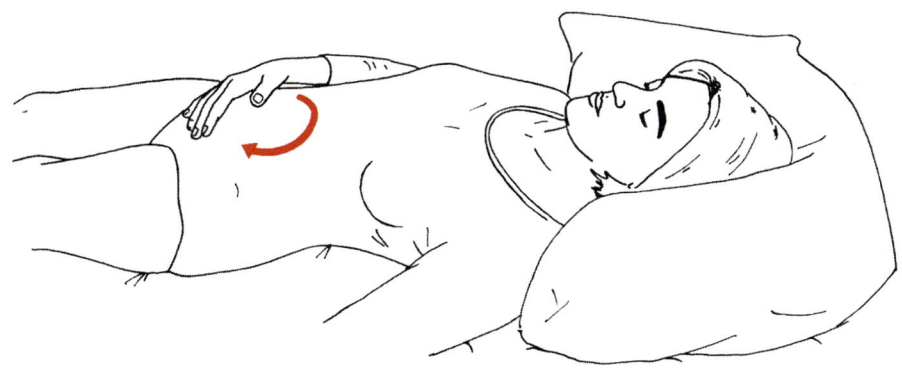

*Bauchmassagen sanft und in Ruhe ausführen.*

# Aufbauübungen

**Jedem Sportler vertraut: das Aufwärmtraining.**

Eine sanfte Anregung des Blutkreislaufs sowie die Erwärmung und Dehnung von Muskeln, Sehnen und Gelenken sind immer wichtig, bevor dem Körper besondere Leistungen abverlangt werden. Jeder sportliche Wettkampf beginnt deshalb mit einem Aufwärmtraining oder gymnastischen Übungen der Teilnehmer. Blut- und Sauerstoffzirkulation werden allmählich erhöht, damit der Organismus auf die kommenden Leistungen vorbereitet ist. Urplötzliche, heftige Aktivität setzt den Kreislauf unter Stress. Oft gelingt es ihm nur mit Mühe, den stark erhöhten Blutbedarf der Muskeln zu decken. Die Folge können nicht nur Krämpfe und Muskelkater, sondern auch Ohnmacht sein. Ebenso sollten die Gewebe und Sehnen entkrampft und beweglich gemacht werden, damit sie starke Beanspruchungen ohne Zerrungen oder Risse überstehen.

**Nicht Muskelaufbau, sondern Energiezuwachs ist das Ziel.**

Doch nicht nur vor sportlichen Aktivitäten ist es ratsam, Kreislauf und Elastizität zu unterstützen. Ebenso wie ein Klavier regelmäßig gestimmt oder eine Tür geölt wird, sollte auch die Leistungsfähigkeit und Harmonie des Körpers durch regelmäßige Übungen gefördert werden. Seine Anfälligkeit für Muskelverspannungen, Verschleißerscheinungen der Gelenke und Knochen sowie Durchblutungsstörungen lässt sich auf diese Weise mindern. Er ist besser gewappnet für die Belastungen des Alltags und pflegt Funktionen, die durch eine einseitige Lebensweise kaum genutzt werden. Nicht zuletzt wird die Psyche gestärkt. Gerade, wenn es an geistigen Impulsen fehlt, um Missmut aufzuhellen, ist die Anregung des Körpers oft ein hilfreicher Weg.

Die hier aufgeführten chinesischen Übungen vermeiden kraftraubende Anstrengungen, weil sie das Qi stärken und nicht ausmergeln sollen. Ziel der Techniken ist ein körperlicher und geistiger Zuwachs an Energie. In diesem Sinne sind die Qualen, die manche Hobbysportler auf sich nehmen, um ihre Muskeln zu stählen, der falsche Weg. Sie kämpfen mit ihrem Geist gegen ihren Körper und stärken dabei nur ihre materielle Mechanik. Die chinesische Heilkunde vermeidet einen solchen Zwiespalt, weil nach ihrer Meinung die Einheit von Geist und Körper die größten Erfolge bringt.

Die folgenden Übungen sind eine gute Vorbereitung auf jegliche Anforderungen des Tages und insbesondere auch auf das Qi-Gong-Training. Man sollte sich jedoch niemals zu sehr mit einer Übung abmühen, sondern sie vorsichtig ausprobieren beziehungsweise diejenigen auswählen, die einem liegen.

- Grundposition: Stellen Sie sich aufrecht auf die Füße, wobei diese einen etwa schulterbreiten Abstand voneinander einnehmen. Sie können dabei leicht in die Knie gehen und das Gewicht auf die Schenkel verlagern. Halten Sie das Rückgrat gerade und den Kopf erhoben. Die Nasenspitze weist nach vorne.

- Lassen Sie Ihren Kopf nun einige Male sanft kreisen. Erst im Uhrzeigersinn, dann entgegengesetzt.

- Kippen Sie Ihren Kopf sanft nach vorne, nach hinten, nach links und nach rechts.

- »Entkoppeln« Sie Ihre Schultermuskulatur, indem sie die Schultern nach vorne und nach hinten kreisen lassen.

- Machen Sie Ihre Arme lang und lassen Sie sie links und rechts von Ihrem Körper kreisen. Hierbei rudern die Arme zuerst von den Hüften aufwärts in Richtung Gesicht und fallen dann seitlich des Rückens herab. Man kann die Arme gleichzeitig oder abwechselnd in weitem Bogen

schwingen. Nicht überanstrengen! Nach etwa zehn Kreisbewegungen von unten in Richtung Gesicht, sollte man die Arme in die entgegengesetzte Richtung bewegen, also von den Hüften Richtung Hinterkopf.

- Zur Dehnung der Brustmuskulatur verschränken Sie die Arme vor dem Brustkorb und schwingen sie dann nach hinten wie beim Brustschwimmen.

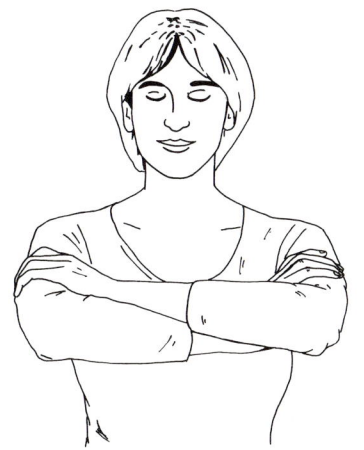

*Stärkung und Lockerung für den Brustkorb: Aus der abgebildeten Ausgangsposition die Arme nach außen schwingen.*

- Um das Becken elastischer zu machen, lassen Sie es kreisen, als ob Sie einen Reifen über ihren Hüften in Bewegung halten wollten. Sie sollten ruhig und rhythmisch vorgehen, aber die Hüften so weit wie möglich nach außen drehen. Wichtig: Nicht die Bauchmuskulatur zur Unterstützung anspannen. Die Bewegung soll aus der Hüfte kommen.

● Verschränken Sie die Hände hinterm Kopf und beugen Sie nun den Oberkörper, wobei die Hände sanften Druck nach unten ausüben. Lassen Sie Ihren Kopf gegenüber den Beinen hängen, während Sie Ihre Wirbelsäule sachte so weit beugen, wie es Ihnen möglich ist. Eine kurze Weile am tiefsten Punkt verweilen, dann langsam wieder hochkommen.

● Beugen Sie Ihre Wirbelsäule in umgekehrter Richtung, indem Sie Rücken und Beine so weit wie es geht nach hinten biegen (dabei mit den Händen in den Hüften abstützen). Diese Übung lässt sich auch durchführen, wenn Sie auf dem Bauch liegen. Stützen Sie den Oberkörper mit den Unterarmen ab, die flach auf dem Boden liegen. Halten Sie den Kopf aufrecht und dehnen Sie langsam den Oberkörper nach hinten.

● Wenden Sie den Kopf abwechselnd nach links und nach rechts zur Schulter. Die Übung lässt sich ausweiten, indem nach der jeweiligen Kopfbewegung auch der Oberkörper gedreht wird, so dass man hinter sich schauen kann.

● Strecken Sie Ihre Arme aus, und greifen sie mit den Händen mehrmals ins Leere. Ebenso mit den Füßen verfahren.

● Gehen Sie breitbeinig in die Hocke und verharren Sie so einige Augenblicke. Dabei sollten die Fußsohlen ganz auf dem Boden bleiben. Wenn das nicht möglich ist, können die Fersen durch eine erhöhte Unterlage abgestützt werden.

● Eine Übung für Fortgeschrittene: Legen Sie sich flach auf eine weiche Unterfläche, die Beine aneinander

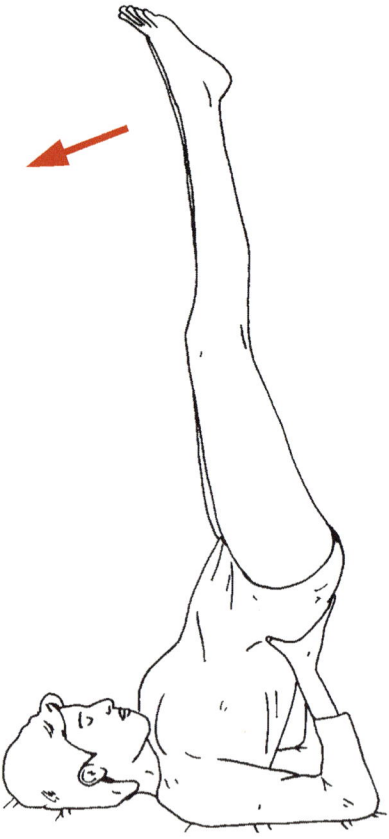

*Die Kerze ist als Aufbauübung sehr effektiv für die Durchblutung.*

gelegt. Stützen Sie die Hüfte ab und machen Sie nun eine »Kerze«, indem Sie Becken und Beine in die Höhe strecken. Nun bewegen Sie die gestreckten und geschlossenen Beine Richtung Kopf und setzen die Füße oberhalb ihres Kopfes auf den Boden. So eine Weile verharren – das entspannt und ist weniger anstrengend als gedacht!

Hierzu gibt es wirkungsvolle Alternativen: Winkeln Sie die Beine im Liegen an, stützen Sie die Hüften ab und rollen die Beine über die Schultern. Die Füße berühren sich in der Luft. Nun wird abwechselnd versucht, mit dem linken und mit dem rechten Knie den Boden zu berühren.

● Recht schwierig: Während Sie mit geschlossenen gestreckten Beinen auf dem Boden sitzen, beugen Sie Ihren Oberkörper vorsichtig vor, um Ihre Füße zu umfassen. Bei Erfolg kann man sich am nächsten Schwierigkeitsgrad versuchen: Den Kopf hinab auf die Beine ziehen und schließlich den ganzen Oberkörper flach aufliegen lassen.

**Nehmen Sie Ihren Körper in ein sanftes Training.**

# Qi Gong

**Langsam, elegant – und wirksam.**

Massagen und gymnastische Übungen sind für Menschen in der westlichen Hemisphäre einleuchtende Mittel, um die Gesundheit zu fördern. Die äußerliche Anregung der Durchblutung, das mechanische Training von Sehnen und Gelenken entspricht ganz dem technischen Weltbild des Abendlandes. Die Chinesen wollen aber weit mehr als nur körperliche Kondition erreichen – und dementsprechend glauben sie nicht, dass wir nur durch körperliches Training Vitalität erringen können. Die Kunst des Qi Gong ist der vollendete Ausdruck ihrer Vorstellungen. Auf den ersten Blick mag sie exotisch erscheinen, bei näherer Beschäftigung aber überaus plausibel.

## Die Macht des Geistes

**Neu entdeckt: das mentale Training.**

Jeder weiß, wie stark die körperliche Leistungsfähigkeit von der geistigen Verfassung abhängt. Wer nervös und zerstreut ist, hat Schwierigkeiten, ein vollbeladenes Tablett zu balancieren – bei innerer Selbstsicherheit kann dieselbe Aufgabe ein Kinderspiel sein. Sportler weisen immer wieder darauf hin, dass weniger der Zustand ihrer Muskeln als mentale Faktoren über Sieg oder Niederlage entscheiden. Den meisten Menschen macht es keine Mühe, sicher über eine Planke zu laufen, die einen Meter über dem Erdboden befestigt ist – sind es aber zehn Meter, verunsichert sie die berechtigte Furcht, abzustürzen.

Die starke Abhängigkeit von Körper und Geist ist der Schlüssel zum Qi Gong und erklärt seine Erfolge. Während im Westen für die Vitalität eines Menschen oft vor allem seine materielle Konstitution verantwortlich gemacht und die Psyche als Nebenfaktor angesehen wird, kehren die Chinesen das Verhältnis um: Sie verstehen Gliedmaßen als Werkzeuge, über deren Nutzen der »geistige« Handwerker bestimmt. Natürlich ist es erstrebenswert, dass die Werkzeuge von hoher Qualität sind. Aber der beste Hammer ist sinnlos, wenn man sich dauernd auf die Finger schlägt. Hingegen bringt der versierte Handwerker die Nägel zur Not auch mit einem plumpen Stein in die Wand.

Die Mittel des Qi Gong sind Konzentration und Vorstellungskraft sowie Atem- und Bewegungstechniken. Alle Bemühungen zielen darauf, die Lebenskraft Qi zu harmonisieren und zu stärken. Der Geist ist ebenso an den Qi-Strom angeschlossen wie sämtliche Organe, hat aber die besondere Fähigkeit, willentliche und gedankliche Impulse zu geben. Sie wirken auf die Lebensenergie ebenso wie der Herzschlag auf den Blutkreislauf.

Die Menge des Qi, das durch die Atemluft aufgenommen wird, soll mit Hilfe der Übungen gesteigert, Umsetzung und Fluss der Lebensenergie sollen optimiert werden. Wer Qi Gong betreibt, schützt sich demnach vor Störungen seines Qi-Haushaltes, die wiederum zu Leistungsschwäche und Krankheiten führen können. Ähnlich wie ein Muskel je nach Übung schwach, durchschnittlich oder stark ausgeprägt ist, kann die Lebensenergie vernachlässigt oder gefördert werden. Mit Hilfe des Qi Gong lässt sich auch gezielt auf Störungen spezieller Körperregionen einwirken.

Die positiven Effekte von Qi Gong auf das Allgemeinbefinden, auf Erkrankungen und das Immunsystem sind wissenschaftlich anerkannt. Bei hartnäckigen Leiden kann das Training — natürlich unter ärztlicher Kontrolle — mehr Lebensqualität und auch Linderung bringen. Die Übungen fördern die Durchblutung, die Sauerstoffversorgung und den Stoffwechsel. Sie wirken stabilisierend und ermutigend auf die Psyche und fördern die geistige Flexibilität. Das alles geschieht planvoll und engagiert, aber ohne zermürbende An-

strengung. Die erste wichtige Erfahrung, die viele Anfänger des Qi Gong machen, ist die völlige Entspannung. Sie ist die Wurzel des Qi Gong und braucht Geduld. Das Erlebnis und der Sinn für echte, tiefe Entspannung geht über die täglichen Pflichten und Anforderungen leicht verloren. An ihre Stelle trifft häufig die zerstreute Erholung, die von der Unruhe nicht eigentlich befreit, sondern sie nur oberflächlich überdeckt.

Auch westliche Mediziner haben sich intensiv mit der Kraftquelle Tiefenentspannung beschäftigt. So wurde etwa das Autogene Training entwickelt, das dem Qi Gong verwandt ist. Auch beim Autogenen Training geht es darum, aus einem Zustand vollkommener Ruhe körperliche und seelische Prozesse gedanklich zu beeinflussen. So manchem erscheinen die Übungen weltabgewandt und verschroben und geradezu wie eine Flucht aus der Realität. Wie sehr Zustände der Innerlichkeit die praktische Bewältigung des Alltags fördern, kann nur die eigene Erfahrung zeigen.

**Wissenschaftler bestätigen die Wirkung.**

## Die Herkunft des Qi Gong

Schon die Entstehungsgeschichte des Qi Gong war einerseits von dem Wunsch nach Kontemplation, andererseits von handgreiflichen Motiven geprägt. Es gibt Hinweise, dass Menschen

**Am Anfang stand der Schutz vor Kälte ...**

lange vor unserer Zeitrechnung Qi-Gong-Techniken anwandten, um sich zum Beispiel vor extremen Witterungsbedingungen zu schützen. Besonders entscheidend für die Entwicklung des Qi Gong waren religiöse Einflüsse – insbesondere durch den indischen Buddhismus. Berühmt ist das Kloster Shaolin, wo seit dem sechsten Jahrhundert die Kunst der geistig-körperlichen Selbstbeherrschung gelehrt wird. Für chinesische Mönche gab es keinen Widerspruch zwischen spiritueller Versenkung und Kampfkraft. Um ihren Glauben ausüben zu können, mussten sie sich fortwährend gegen beutegierige Bösewichte schützen. Dabei half ihnen die Überzeugung, dass der Kosmos unendliche Kräfte für jeden bereithält, der sich an seinen Gesetzen orientiert. Das eigentliche Ziel der Mönche war es, sich ihrer materiellen Existenz zu entledigen und eins mit der Macht zu sein, die alle Dinge in der Welt bewegt. Ihr Sinn für die »Urkräfte« ermöglichte es ihnen zugleich, diese zur Selbstverteidigung zu nutzen.

Mönche wie auch Eremiten, die einsam in den Bergen lebten und sich dort mit Heilkräutern und Körperübungen beschäftigten, gaben ihr Wissen an die Bevölkerung weiter. Die Familien wiederum hüteten ihre Hausrezepte und vererbten sie über die Generationen bis in unsere Tage. Aber auch Heerführer und Eroberer erkannten, wie wertvoll die Übungen waren, um die Schlagkraft

**... und der Wunsch, mit dem Kosmos eins zu werden.**

ihrer Truppen zu stärken. Die chinesische Lehre der Körperbeherrschung entfaltete sich in vielerlei Richtungen und unterschiedlichen Schulen. Manche legten besonderes Augenmerk auf die Förderung der Kampfkraft, andere auf gesundheitliche oder meditative Aspekte. Die Bezeichnung »Qi Gong« ist letztlich nur ein vereinfachender Oberbegriff für eine unüberschaubare Reihe von Übungsarten mit diversen Namen. Auch das Tai Ji Quan unterscheidet sich nicht im Wesen, sondern nur in der Ausführung und Tendenz vom Qi Gong. So spielt beim Tai Ji Quan noch mehr als beim Qi Gong die Nutzung gewonnener Kräfte in der Kampfkunst eine Rolle.

Auch wenn die Techniken des Qi Gong in ihrem Ursprung auf spirituellen Grundgedanken basieren, kommt diesen Aspekten heutzutage eine untergeordnete Rolle zu. In China unterscheidet man seit langem zwischen innerem und äußerem Qi Gong. Beim äußeren Qi Gong konzentriert sich das Interesse auf eine Stärkung und Abhärtung von Muskeln, Sehnen und Gelenken und den zielgerichteten Einsatz von Qi zur Abwehr äußerer Gewalt. Historisch entwickelte sich das äußere Qi Gong vor allem durch die Erfordernisse in Kampf und Krieg. Beim inneren Qi Gong dient die Arbeit mit dem Qi-Fluss, der durch den Geist gesteuert wird, hingegen dazu, die inneren körperlich-geistig-seelischen Prozesse zu unterstützen und zu verfeinern. Beide Formen können Hand in Hand miteinander trainiert werden – so wie die Körperübungen im vorigen Kapitel eine gute Ergänzung zu den später beschriebenen meditativen Praktiken sind. Eine jede Übung wird um so größere Effekte erzielen, je mehr man sich der Kraft des Qi bewusst wird und nicht nur mit dem Körper, sondern auch mit dem Geist bei der Sache ist. Es gibt chinesische Methoden – etwa der »Kleine Energiekreislauf« –, die besonders hohe Anforderungen an Psyche und Konzentrationsfähigkeit stellen. Bei anderen scheinen eher physische Fertigkeiten im Vordergrund zu stehen. Auch sie sind aber gewinnbringender, wenn man die Anleitungen nicht bloß als eine technische Gebrauchsanleitung für eine bessere Kondition versteht.

Wie die Philosophie des Qi Gong praktisch anwendbar ist, soll in den nächsten Kapiteln gezeigt werden. Der Weg dorthin beginnt mit der scheinbar einfachsten Sache der Welt: dem Atmen.

## Wie man atmet, so lebt man

Wie wir atmen, hängt von unserer körperlichen und seelischen Verfassung ab. Nachdem wir als Neugeborene zum ersten Mal nach dem ersten Schrei Sauerstoff in die Lungen gezogen haben, passen wir die Atmung unbewusst unserer jeweiligen Lage an. Besonders offenbar ist der Zusammenhang zwischen Lungenarbeit und körperlicher Aktivität. Je mehr die Muskeln leisten müssen, desto mehr Sauerstoff muss über die Lungenbläschen in den Blutkreislauf gelangen. Ebenso erhöhen geistige Anstrengungen und heftige Emotionen den Energiebedarf, was eine schnellere Atemfrequenz zur Folge haben kann.

Diese eher technischen Faktoren sind für die Atemweise aber nicht allein entscheidend. Wer angesichts seelischer Probleme meint, nicht frei atmen zu können, bringt eine weitere Dimension zum Ausdruck – ebenso jemand, der sich von einer Bürde befreit und nun das Gefühl hat, tief durchatmen zu können. Tatsächlich können die Lungen einerseits wie ein treues Maultier den Bedürfnissen des Besitzers gehorchen – andererseits aber wie ein sensibles Rennpferd reagieren. Gefühle und Gedanken haben unabhängig von den Erfordernissen der Sauerstoffzufuhr erheblichen Einfluss auf die Atemtätigkeit, oft zum Nachteil für den Organismus. So atmen die meisten Menschen bei Angst und Nervosität oberflächlich und hektisch, was ihren Zustand nur verschlimmert, während tiefe, ruhige Atmung lindernden Einfluss hätte.

Generell neigen viele Menschen dazu, nicht tief einzuatmen. Eine Ursache sind nach Ansicht von Medizinern und Psychologen die moderne Reizüberflutung und Stresskultur: die großstädtische Lebens- und Arbeitswelt, die

**Nur Babys und Sänger atmen heute richtig.**

schnelle Reaktionen und stetige Mobilität erfordert. Hektische Atmung kann immer ein Indiz für mangelnde Ausgeglichenheit auf Grund seelischer Probleme, persönlicher Unzufriedenheit oder einer fahrigen Lebensweise sein.

Innere Unruhe greift über Nervenzellen auf die Muskeln über, die den Gasaustausch in Gang halten, und führt so zu nervöser Kurzatmigkeit.

**Über den Atem die Seele lösen – das Geheimrezept.**

Seelische Entspannung oder Freude wirken ebenfalls als nervliche Impulse auf das Atemsystem und befreien spürbar von Druck und Anspannung in der Brust. Dies ergibt wiederum eine angenehme seelische Rückkoppelung: Man fühlt sich allgemein ausgeglichener und wohler in seiner Haut. So lassen sich die nervlichen Verbindungen zwischen Atemsystem und Psyche auch in umgekehrter Richtung nutzen: Wer entspannt atmen lernt, beruhigt über den Körper die Seele. Der Effekt ist groß, weil bei jeder Lungenbewegung sehr viele Muskeln mit entsprechend zahlreichen Nervenverbindungen aktiv und passiv im Spiel sind.

Die Atemleistung kann maßgeblich durch eine Dehnung des Zwerchfells erbracht werden – bei einem ruhenden Menschen zu etwa zwei Drittel. Das Zwerchfell liegt zwischen Brust- und Bauchraum. Wird es zusammengezogen, kann sich der Brustraum nach unten hin ausdehnen. Die oberen Atemmuskeln haben weniger Spielraum. Eine hektische, flache Atmung strapaziert die oberen Lungenflügel, während die unteren Bereiche des Gewebes unzureichend genutzt werden.

Allgemein ist eine mangelhaft genutzte Lunge anfälliger für Krankheiten und versorgt den Körper schlechter mit Sauerstoff. Abfall- und Schadstoffe im Blut werden oft unzureichend entsorgt. Sie belasten den Organismus und hemmen wiederum die Aufnahme von frischem Sauerstoff. Kurzatmigkeit reizt Muskeln und Nerven und gilt als ein Faktor für Schlafstörungen, Verspannungen, Konzentrationsprobleme und Nervosität. Wer tief zu atmen lernt, beugt nicht nur diesen Störungen vor, sondern sorgt für einen positiven Einfluss auf Verdauung und Blutkreislauf. Das Zwerchfell massiert dann die Bauchorgane und stimuliert die Blutbahnen, was das Herz entlastet. So liegt auf der Hand, dass Atemübungen vorzügliche therapeutische Mittel für die körperliche und seelische Gesundheit sind.

Auf eine gesunde Aktivität des Zwerchfells legt die chinesische Heilkunde schon deshalb Wert, weil drei Fingerbreit unterm Nabel das Dan Tian, der »Energietank« des Körpers sitzt. Um das Dan Tian gut mit Qi zu versorgen, ist eine tiefe Bauchatmung erforderlich.

Das Atmen soll aber niemals angestrengt oder verkrampft geschehen. Körper und Seele sollen einen Zustand erreichen, der wie von allein zu einem harmonischen Atemrhythmus führt. Nicht nur deshalb ist für den heilsamen Effekt des Qi Gong Entspannung nötig.

## Ein entspannter Körper hilft sich selbst

In Natur und Kosmos herrscht ein natürlicher Ausgleich zwischen Yin und Yang. So strebt auch der Körper nach gesunder Harmonie, die er jedoch gegen »schädliche Einflüsse« von außen und innen verteidigen muss. Einige hervorragende Schutzschilder, Gegenstrategien und Kraftreserven stehen ihm hierfür zur Verfügung. Die Fähigkeit des Organismus, seine Vitalität zu pflegen und zu schützen, entfaltet er umso besser, je mehr man seinen Willen respektiert. Zum Beispiel indem bei einer Erkältungskrankheit dem Schlafbedürfnis nachgegeben wird, damit die Immunabwehr unbelastet arbeiten kann. Dem Körper selbst liegt am meisten daran, Krankheiten vorzubeugen und fit zu bleiben. Er strebt nach ruhiger Atmung und Herztätigkeit, einem harmonischen Verhältnis zwischen Aktivität und Regeneration und einer konstruktiven Ernährung.

Menschen sind keine Pflanzen, die sich konsequent nach biologischen Faktoren richten. Vielmehr geben Verstand und Kultur Lebensformen vor, die den Interessen des Körpers oft widersprechen. Er muss arbeiten, obwohl er müde

ist, Sorgen und Unruhe der Psyche ertragen, mit problematischer Ernährung und Umweltgiften fertig werden. Um so wohl tuender ist es, sich ab und zu in ihn »hineinfallen« zu lassen, das willkürliche Regiment des Bewusstseins zurückzunehmen und körperlichen Rhythmen ihren freien Lauf zu lassen. Millionen Urlauber erleben diesen Effekt alljährlich, wenn sie sich dem wohligen Nichtstun hingeben. Tatsächlich gönnen sich viele Tiefenentspannung ausschließlich in den Ferien, weil sie sich beim eigentlichen Ziel, braun zu werden, nun mal ergibt. Gerade im Alltag lohnt es aber, dem Körper Ruhe zu gewähren, die es ihm ermöglicht, seine Funktionen zu harmonisieren und eine intensive, ungestörte Regeneration herbeizuführen. Entspanntheit ist die Basis und an sich schon ein wichtiges Ziel von Qi-Gong- und Atemtherapien: Wer entspannt atmen lernt, lernt gesund zu atmen. Und damit die speziellen Übungstechniken optimal wirken können, muss das Qi ungehemmt von geistigen oder körperlichen Blockaden fließen können.

**Harmonie lässt sich erarbeiten, aber nicht erzwingen.**

## Übungsvorbereitung

● Schaffen Sie ein Umfeld, wie bereits auf Seite 31 beschrieben. Wählen Sie also Räumlichkeiten ohne Lärmbelästigungen, grelles Licht und mit angenehmer Temperatur. Wichtig ist, dass sie sich ungestört besinnen können. Ablenkungen und äußere Reize, die Ihre Aufmerksamkeit auf sich ziehen könnten, sollten möglichst ausgeschlossen werden.

Man kann die Übungen aber auch machen, wenn keine optimalen Umstände herrschen. Gerade im Büro oder auf Reisen können Entspannungs- und Erfrischungsübungen sehr hilfreich sein. Mit einiger Übung gelingt es vielleicht auch hier, sich relativ gut von der Außenwelt abzuschotten.

● Nach jedem Üben stellen Sie sich langsam wieder auf die Realität ein. Bleiben Sie noch eine Weile ruhig sitzen, stehen oder liegen.

### Grundpositionen

Die drei klassischen Haltungen, in denen Qi Gong durchgeführt wird, sind Stehen, Sitzen und Liegen. Wenn nichts anderes angegeben ist, sollte man die Position wählen, die einem am liebsten ist. Die stehende Haltung bewirkt eine besonders gute Vitalisierung. Gerade für Anfänger kann Sitzen aber angenehmer sein. Qi Gong im Liegen bietet sich besonders an, wenn man vor dem Einschlafen zur Ruhe kommen will oder geschwächt ist.

● Wer die stehende Haltung bevorzugt, sollte darauf achten, die Füße etwa schulterbreit auseinanderzustellen und die Knie dabei leicht an-

zuwinkeln. In der Grundhaltung hängen die Arme locker herab. Ganz wichtig ist es, das Rückgrat bis zum Hinterkopf gerade zu halten, damit keine Energieblockaden auftreten. Die Schultern sollten entspannt sein. Nun lässt man das Kinn leicht nach vorne sinken, als würde der höchste Punkt des Kopfes von einem unsichtbaren Faden hochgezogen.

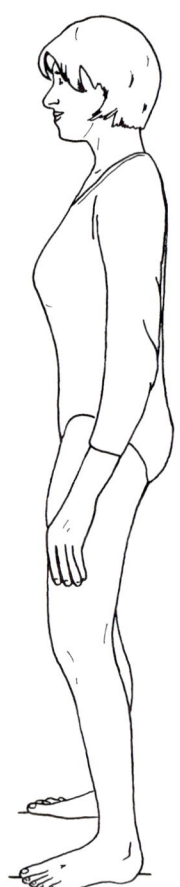

*Die Grundhaltung im Stehen ist aufrecht und entspannt.*

- Die sitzende Haltung kann man auf einem Stuhl, im Schneider- oder im Lotussitz einnehmen. Beim Lotussitz werden Beine und Füße ineinander verschränkt, was nicht jedermanns Sache ist. Wer sich lieber auf einen Stuhl setzt, stellt die Füße schulterbreit auseinander. Die Hände ruhen auf den Schenkeln, Kopf und Rücken sind gerade und nicht angelehnt.

- In der liegenden Position ruhen die Arme ein Stück weit neben dem Körper, die Füße trennt wiederum eine Schulterbreite.

- Unabhängig von der bevorzugten Haltung sollte die Zungenspitze stets den Gaumen berühren. Hierdurch wird eine Verbindung zwischen dem Lenker-Meridian, der eine verantwortliche Position für die Yang-Funktionen des Körpers besitzt, mit dem Empfänger-Meridian hergestellt, welcher Yin-Funktionen kontrolliert. Die Zungenposition am Gaumen sorgt während der Übungen für eine harmonische Überleitung zwischen den beiden energetischen Grundtendenzen.

Speichel gilt in der chinesischen Heilkunde als wertvolle Substanz, in der Energie hochkonzentriert enthalten ist. Er wird als Himmelswasser bezeichnet. Ähnlich wie Sperma kann die Mundflüssigkeit die Erbsubstanz Jing, die in den Nieren gespeichert ist, transportieren. Deshalb wird es als förderlich angesehen, vor dem Qi-Gong-Üben Speichel herunterzuschlucken, und zwar in dem Gedanken, dass ein kraftspendendes Elixier bis ins Dan Tian geschickt wird. Auf diese Weise soll das Dan Tian angeregt und auf die Übung vorbereitet werden.

Die Grundtechniken des Qi Gong sind: Ruhe finden, innerlich lächeln, durch Wahrnehmungen und Vorstellungen den Atem vertiefen und schließlich das Qi beherrschen. Während einer Schwangerschaft sollte Qi Gong nur unter fachlicher Anleitung geübt werden.

**Vorsicht bei Schwangerschaft!**

## Ruhe finden

Entspannen kann sehr schwer fallen – vor allem, wenn man den Zustand zu erzwingen versucht. Zu Beginn einer Übung erlebt man mitunter ein echtes Dilemma. Der Versuch, Ruhe zu finden, scheitert gerade deshalb, weil man sich um Ruhe bemüht. Normalerweise tritt Entspannung ein, wenn keine Antriebe und Erwartungen mehr vorhanden sind, – doch jetzt ist sie selbst das angestrebte Ziel. Mit diesem »Entspannungsproblem« haben sich chinesische Heilkundige ausgiebig beschäftigt und reichlich Methoden ersonnen, um es zu lösen. Vordringlich und sehr hilfreich ist es, sich klar zu machen, worum es geht: Im Alltag erleben wir häufig unwillkür-

**Für viele ein Problem: Wie wird man ruhig?**

lich Entspannung, etwa nach einer anstrengenden Tätigkeit. Es herrscht das unmittelbare Bedürfnis, zielstrebige Impulse auszublenden, sich fallen zu lassen. Dieser Zustand bedeutet zugleich Freiheit. Die Gedanken stehen still oder schweifen nach Lust und Laune. Vielleicht beschäftigen sie sich sogar mit einer Angelegenheit des Alltags, suchen nach einer Entscheidung. Doch das geschieht spielerisch, ohne Druck und Pflichtgefühl. Entspannung bedeutet im Prinzip: Sich selbst nachgeben.

**Annehmen, was kommt.**

Das Unterbewusstsein ist jedoch daran gewöhnt, laufend Sorgen und ungelöste Fragen zu präsentieren. Nach Einklang zu streben, anstatt ihnen nachzugehen, wirkt da mitunter fast sündhaft. Ebenso schwer kann es sein, Nervosität durch Entspannung abzulösen, anstatt durch hektische Betriebsamkeit, Grübeleien oder eine Flasche Bier. Wenn Sie sich auf das Abenteuer Qi Gong eingelassen haben, sich dabei bis zu einem gewissen Punkt wohl fühlen, aber dann plötzlich Widerstand spüren, heißt Entspannung auch, die Situation zu akzeptieren, anstatt gegen sich selbst anzukämpfen. Diese Einstellung kann dann wahrhaft beruhigende Wirkung haben.

Gebote und Aufforderungen an sich selbst sollten losgelassen und auch der Begriff »Entspannung« vergessen werden. Ohne ihn je gehört zu haben, spürt in der Tiefe jeder, was mit ihm gemeint ist. Es ist ein plausibler Instinkt, den

ständigen Mechanismus, sich unvollkommen zu fühlen und etwas erreichen zu müssen, abzustellen und sich selbst genug zu sein. Stemmen Sie sich nicht gegen Ihre Gedanken, aber lassen Sie sich auch nicht von Ihnen herausfordern.

● Nehmen Sie eine Haltung ein, die Ihnen angenehm ist, und schauen Sie ins Leere. Der gesenkte Blick sollte etwa ein bis zwei Meter weit reichen. Blenden Sie die Objekte Ihrer Umgebung – sei es ein Teppich, eine Vase oder auch ihre Fußspitzen – geistig aus. Viele Fachleute empfehlen einen halbgeschlossenen Blick, um die Abkehr von der Außenwelt zu erleichtern. Bei völlig geschlossenen Augen droht die Gefahr geistiger Ablenkung. Um Ruhe zu finden, ist es jedoch am wichtigsten, dem eigenen Gespür zu vertrauen. Ihre Zungenspitze sollte am Gaumen anliegen.

● Lockern sie Ihren Körper. Spüren Sie von Kopf bis Fuß Anspannungen auf und bringen Sie diese zum »Schmelzen«. Lassen Sie den Druck, der sich in den einzelnen Körperteilen bemerkbar macht, abfallen. Entspannen Sie den Oberkörper, ohne ihn herabhängen zu lassen. Hilfreich ist die Vorstellung, Spannungen durch die Extremitäten hinauszuschicken: Der Körper entledigt sich seiner Lasten über Bauch und Beine zu den

Füßen hin und vom Oberkörper über die Arme zu den Händen. Dies kann unterschiedlich empfunden werden, etwa als angenehme Schwere oder auch schwebende Leichtigkeit. Im ersten Fall ist das Gewicht der nach außen drängenden Spannungskräfte spürbar, im zweiten das Erlebnis, von ihnen losgelassen zu werden – beides läuft auf dasselbe hinaus.

## Das innere Lächeln

Die Taoisten strebten in allen Lebenslagen eine unverkrampfte, gelassen-heitere Haltung an, die beim Qi Gong durch das »innere Lächeln« betont wird. Zuversicht schenkt – was auch unser moderner Begriff vom positiven Denken lehrt – Energie, Harmonie und Souveränität. Diese fällt einem im Leben nicht einfach in den Schoß, doch beim Qi Gong ist es hilfreich, die beglückenden Kräfte des Gemüts zu aktivieren. Die Sehnsucht nach und das Gefühl für Glück ist in der menschlichen Seele verwurzelt, und oft ist nicht ganz klar, ob es auf Grund widriger Umstände oder seelischer Blockaden verstellt bleibt. Den Taoisten bietet der Kosmos keinen Grund, unglücklich zu sein, weshalb es Ehrensache ist, einen heiteren Gemütszustand bewusst anzustreben.

Das »innere Lächeln« soll unproduktive Gedanken und Verspannungen lösen. Um es zu spüren, genügt oft schon eine diffuse Vorstellung von dem, was man für wertvoll und erfüllend betrachtet. Noch einfacher ist es, ein sanftes Lächeln auf die Lippen zu legen, während man entspannt – es macht wie von Zauberhand die Seele froh.

Das alles klingt ein wenig nach Manipulation und erinnert an eine Spielart der psychologischen Richtung, die in den letzten Jahren für Furore sorgte und sich Neurolinguistic Programming nennt. Es handelt sich um eine Therapie, bei der Patienten trainieren, ihre positiven Seiten oder Erfolgserlebnisse gezielt ins Bewusstsein zu rufen. Mit dieser Technik soll es ihnen gelingen, zukünftige Herausforderungen souveräner zu meistern. Ebenso soll die Aktivierung bestimmter Vorstellungen helfen, psychische Störungen in kurzer Zeit zu kurieren.

Gleichwohl unterscheidet sich die taoistische Philosophie vom Neurolinguistic Programming. Sie sucht nicht nach dem erstbesten Argument, das einen Stimmungswechsel herbeiführen könnte. Wie gesagt meint sie, dass unsere Schwierigkeiten angesichts der erhabenen Unendlichkeit tatsächlich ziemlich klein sind.

Ein inneres Lächeln vertreibt zudem heftige Emotionen. Das Shen kann sich sammeln, die Arbeit der Organe wird harmonisiert – Entspannung fällt leichter. Auch in der westlichen Medizin ist bekannt, dass frohe Gefühle und Lachen angespannte Muskeln lösen sowie En-

**Die Sehnsucht danach kennt jeder.**

dorphine und entzündungshemmende Stoffe freisetzen können.

**Wichtig!** Auch die geistigen Wahrnehmungen und Imaginationen, die zu den Übungen empfohlen werden, sollten zwanglos geschehen. Niemand kann innerlich lächeln, wenn er krampfhaft nach freudespendenden Impulsen sucht. Bemühen Sie sich also immer nur so weit, wie Sie es mögen und Sie das Gefühl eines harmonischen Fortschreitens haben. Beißen Sie sich nicht an einer Vorstellung fest – auch nicht am inneren Lächeln – sondern lassen Sie sie wie eine Wolke an ihrem Horizont schweben. Ansonsten entfernen Sie sich von sich selbst. Es geht darum, eine gedeihliche Atmosphäre für die Übungen zu bereiten: durch Besinnung zur Selbstbeherrschung zu gelangen.

## Sinnliche Entdeckungen

**Die Reise durch den Körper.** Ein Weg, um die Entspannung zu vertiefen, ist die sinnliche Hingabe an die eigenen organischen Funktionen: Das Bewusstsein nimmt engen Kontakt zum Körper auf, bis eine Art Verschmelzung stattfindet. Es gelangt gewissermaßen in den Körper, nimmt unmittelbar Anteil an seinen Regungen. Und der Körper spricht mit dem Geist. Vollkommene Einheit bringt vollkommene Entspannung – und eine Lösung vom Ego, durch die man sich für den Kosmos öffnet.

Ganz praktisch kann es eine große Wohltat sein, Atem oder Herzschlag intensiv wahrzunehmen. Es tritt eine interessante Wechselwirkung ein: Die Besinnung auf körperliche Vorgänge beruhigt sowohl die Nerven wie die Organtätigkeit. Die Hingabe an die biologischen Rhythmen bewirkt, dass diese sich ungezwungener entfalten – also etwa der Herzschlag harmonischer und ergiebiger wird. In der Tiefenentspannung ahmt man quasi die vegetative Einheit einer Pflanze nach.

● Versuchen Sie, die Luft zu spüren, die von außen durch ihre Nase eindringt. Spüren Sie auch, wie die Nase ihre Arbeit tut, und folgen sie dem Luftstrom bis in den Brustkorb. Hören Sie den Atemgeräuschen zu, verfolgen sie die Bewegungen der Lunge. Atmen Sie sachte und langsam. Füllen Sie ihre Lungen und bewegen Sie die Luft vorsichtig bis tief in den Bauchraum. Niemals heftigen, unangenehmen Druck ausüben! Die Lunge soll nicht mit Atmungsgasen übertrieben voll gepumpt werden. Die Arbeit des Zwerchfells kann man unterstützen, indem man sich auf den Bauch konzentriert und die Luft dort hineinschiebt, so dass die Bauchdecke »aufgeblasen« wird und sich vorwölbt.

- Nachdem Sie eingeatmet haben, halten Sie einen Moment inne. Der Moment zwischen Ein- und Ausatmen ist nach chinesischer Vorstellung für die Qi-Versorgung des Körpers besonders wichtig. Wer nicht hektisch ein- und dann sofort wieder ausatmet gibt den Blutkörperchen mehr Zeit, Sauerstoff aufzunehmen und Kohlendioxid abzugeben. Gasaustausch und Zellstoffwechsel werden intensiviert. Pausen machen den Atem ergiebiger, wirken beruhigend auf Kreislauf und Psyche und geben ein Gefühl größerer körperlicher Souveränität. Ausatmen sollten Sie aber, sobald Sie das Bedürfnis nach frischem Sauerstoff verspüren. Der Zeitraum zwischen den Atemzügen sollte nur ganz harmonisch im Zuge des fortschreitenden Trainings ausgedehnt werden. Niemals sollte man sich dazu zwingen, die Luft anzuhalten oder diesen Zustand übertreiben.

- Das Ausatmen geschieht ruhig und ausgiebig. Die Lunge soll umfassend von verbrauchter Luft entleert werden. Diese konzentrierte Tiefenatmung etwa sechsmal ausführen. Eine entspannte, ergiebige Atmung ist jedoch auch während der speziellen Qi-Gong-Übungen wichtig.

## Die Kraft der Vorstellung

- Während Sie entspannt und tief atmen, stellen Sie sich die Luft als Urstoff allen Lebens vor. Sie ist verantwortlich für alles Dasein auf unserem Planeten, und mit jedem Atemzug erfrischen Sie Ihre Zellen, geben Ihrem Körper Kraftstoff und Vitalität. Aus der Luft ziehen Sie Ihre Energie oder das Qi, wie die Chinesen sagen. Verfolgen Sie, wie sich der Körper den Energiestrom einverleibt – von der Nase über Hals und Brust bis tief in den Bauch. Viele Meister des Qi Gong empfehlen, sich das einströmende Qi als helles Licht vorzustellen, um den Sinn für seine hohe Energie zu verstärken. Beim Einatmen sammelt sich das Qi im Dan Tian – dem Energiezentrum unterhalb des Nabels. Spüren Sie, wie dort ein starkes Kraftfeld oder eine große Helligkeit entstehen. Dann atmen Sie gemächlich wieder aus und führen das Qi über die Atmungsorgane zurück in die Atmosphäre.

## Qi-Beherrschung

Fast unmerklich haben Sie den Übergang von »bloßen Entspannungstechniken« zur speziellen Praxis des Qi Gong vollzogen. In der chinesischen Medizinphilosophie ist die Imagination die geistige Brücke zum Qi. Wenn Sie sich, wie

**Wärmegefühl und andere positive Anzeichen.**

oben beschrieben, seine Existenz vorstellen, erleben sie die Lebensenergie schließlich auch als reale Sinneswahrnehmung.

Symptome dafür können Wärmeempfindungen sein, Kribbeln, ein wohliges Fließen, ein elektrisierendes Strömen. Vor allem im Dan Tian macht sich oft Wärme bemerkbar. Es kann jedoch sehr lange dauern, bis man zu spüren glaubt, wie die körpereigene Energie fließt. Oft sind reichlich Geduld und viele regelmäßige Übungssitzungen erforderlich. Es ist auch möglich, dass der Qi-Fluss überhaupt nicht offenbar wird. Qi-Gong-Meister trösten enttäuschte Schüler damit, dass der Nutzen der Übung trotzdem außer Frage steht. Auch ohne aktuelles Erfolgserlebnis werde der Qi-Haushalt optimiert, was sich langfristig in einer verbesserten Vitalität bemerkbar macht. Ebenso ist Tiefenentspannung auch unabhängig vom Gedankengut der chinesischen Heilkunde eine gute Sache.

Qi-Wahrnehmung lässt sich nüchtern betrachtet als eine intensive Körperwahrnehmung beschreiben. Die Konzentration auf die Lebensenergie bedeutet nichts anderes, als ein Bewusstsein für unsere vitalen Kräfte zu entwickeln und sie zu fördern. Gewöhnlich benutzen wir unsere Glieder nur, wir werden durch ihre Funktionen und Zwecke auf sie aufmerksam. Beim Qi Gong werden sie zum Teil des eigenen Ichs. Zu Beginn des Trainings kann das

**Lernen Sie, den Energiestrom zu lenken.**

Gefühl vorherrschen, der »zweite Körper« habe wenig mit der alltäglichen Physis gemein: dem Gehen, Beugen, Strecken oder Heben in Büro, Haushalt oder auf der Straße. Die scheinbaren Grenzen zwischen Psyche und Materie werden jedoch als zunehmend durchlässiger empfunden. Eine bessere Körperwahrnehmung und -lenkung macht sich bald auch im Alltag bemerkbar.

## Spiel mit dem Qi

Mit der folgenden Übung können Sie Ihren Sinn für das Qi und das Dan Tian weiterentwickeln. Sie lernen, die Lebensenergie nach Ihrem Willen zu steuern, und verbessern zudem Ihren Energiehaushalt. Viele Experten empfehlen, die Übung nach jedem Qi-Gong-Training auszuführen. Das Training bewirkt eine Beschleunigung des Qi-Flusses beziehungsweise hohe energetische Aufladungen in Meridianen. Zum Abschluss gilt es, den Körper wieder zu beruhigen, damit Überreaktionen und Nervosität verhindert werden. Der Qi-Fluss wird aufgelockert und gleichmäßig verteilt sowie überschüssiges Qi zum Dan Tian zurückgeführt.

- Während Sie ruhig atmen, besinnen Sie sich auf das Dan Tian und das Qi. Nun versuchen Sie, Qi durch die Macht Ihrer Imagination um das Dan Tian kreisen zu lassen. Stellen Sie sich einen Strom, einen glühenden Faden vor, der vom Dan Tian seinen Ausgang nimmt. Lassen Sie das Qi 36 mal im Uhrzeigersinn um das Dan Tian kreisen und erweitern sie dabei allmählich den Radius des Kreises: Das Qi bewegt sich also immer mehr vom Dan Tian fort, bis sein Weg Hüften, Nabel und Damm miteinander verbindet. Nach dem 36. Umlauf führen Sie das Qi in umgekehrter Richtung – also entgegen dem Uhrzeigersinn – zum Dan Tian zurück. Hierbei vollziehen Sie aber nur 24 Kreise. Schließlich massieren Sie die Unterleibsregion und das Dan Tian.

Durch die Ausweitung der Qi-Kreise wird insbesondere der Energiehaushalt der Nieren gestärkt. Dieser Effekt ist nach chinesischer Vorstellung deshalb sehr wertvoll, weil von den Nieren die Erbsubstanz Jing gespeichert wird und sie für unsere Energiereserven eine vorrangige Rolle spielen.

# Weitere Übungen für einen besseren Energiehaushalt

Die folgenden Übungen haben mehrfachen Nutzen. Sie vitalisieren, fördern eine gesunde Atmung und Durchblutung sowie das Körperbewusstsein. Ebenso helfen sie, für Qi sensibel zu

werden, mit ihm umzugehen, es zu stärken und zirkulieren zu lassen.

Für jede Übung sollten Sie die Hinweise ab Seite 117 beachten – also für eine ruhige Umgebung sorgen, eine der beschriebenen Grundpositionen einnehmen und sich entspannen. Rücken und Kopf werden gerade gehalten, der Oberkörper locker und die Füße trennt etwa eine Schulterbreite.

### Atmung durch mehrere Pforten

Um diese Übung ernsthaft durchführen zu können, müssen Sie alles vergessen, was Sie jemals über die Anatomie der Atmung gehört haben. Denn um biologische Tatsachen geht es hier nicht.

**Lernen Sie von Neuem, tief zu atmen.**

● Stellen Sie sich vor, nicht nur Mund oder Nase, sondern auch der Damm zwischen den Beinen könne atmen. Während Ihre Nase Luft einsaugt, strömt sie auch durch Ihren Unterleib zum Dan Tian. Beim Ausatmen werden Luft und Qi auf umgekehrtem Weg wieder ausgeschieden.

Zweifellos ist regelmäßiges Training erforderlich, bis man diese Übung beherrscht. Vorstellungskraft und Konzentrationsfähigkeit müssen schrittweise entwickelt werden. Die Übung wird »Atmung über die zwei Pforten« genannt und lässt sich zur »Atmung über die sechs Pforten« erweitern. Hierbei stellt man sich vier zusätzliche Luftwege durch die beiden Hand- und Fußflächen vor. Bestimmte Meridianpunkte auf den Hand- und Fußflächen sind nach chinesischer Vorstellung wichtige Ein- und Austrittsorte des Qi.

- Während Ihre Nase Luft einsaugt, wecken Sie die Imagination, Luft-Qi würde durch Nase, Damm, Handflächen und Fußsohlen strömen. Es erreicht über die Beine und den Unterleib beziehungsweise über Arme, Schultern und Oberkörper das Dan Tian. Beim Ausatmen wird das Qi auf den umgekehrten Wegen wieder ausgeschieden.

Der berühmte Tai-Ji-Quan-Meister Way Sun Liao empfiehlt eine sehr ähnliche Übungsfolge, um das Empfinden für Qi zu steigern. Hierfür sollten Sie allerdings schon eine sichere Intuition für die Lebensenergie entwickelt haben. Das Atmen dient nur noch als Rhythmusgeber für das Qi, das Sie kraft Ihrer Vorstellung bewegen.

**Ihr Körper wird antworten.**

- Während Sie einatmen, versuchen Sie zu spüren, wie das Qi zum Dan Tian fließt und von dort die Wirbelsäule hinauf bis zwischen die Schulterblätter. Beim Ausatmen folgen Sie der Lebensenergie auf drei Wegen: Sie schicken es über das Dan Tian hinauf bis zu den Nasenlöchern. Und Sie lassen es über Schultern und Arme zu den Handflächen strö-

men. Schließlich soll – wie bei den »Sechs Pforten« – auch die Ausatmung über die Beine bis zu den Fußsohlen geübt werden.

Obwohl das Training vor allem durch unsere Gedanken geschieht, zeigt der Körper häufig klare, unmittelbare Reaktionen. Das Gefühl einer angenehmen energetischen Durchdringung der Glieder kann spürbar werden. Die Leitbahnen öffnen sich und blühen gewissermaßen auf durch den harmonischen Strom der Lebensenergie. Vernachlässigte Verbindungsstücke können genährt, Blockaden in den Meridianen aufgelöst werden. Mit der folgenden Vibrationsübung lassen sich diese Vorgänge auch physikalisch unterstützen.

### Vibrationsübung

- Während Sie entspannt dastehen, versetzen Sie Ihren Körper in ein leichtes vibrierendes Zittern. Senden Sie ausgehend von den Füßen eine »erschütternde« Welle in alle Körperteile, rütteln Sie sanft Arme und Beine durch. Die Lebensenergie soll hierdurch gut verteilt und die Meridiane sollen aufgelockert werden.

Die folgenden Übungen sind gute Alltagsmethoden zur allgemeinen Beruhigung und Stärkung. Die Lenkung des Qi wird durch vorgegebene Bewegungsabläufe gefördert. Dadurch fällt es leichter – zum Beispiel vor oder nach der Arbeit – sich die Lebensenergie in den Sinn zu rufen und ihrem Strom zu folgen. Dienlich ist es, wenn Sie sich während des Trainings vorstellen, wie das Qi zugleich mit ihren Handbewegungen und Ihrer Atmung zirkuliert: Wenn Sie die Arme strecken und ausatmen, leiten Sie es zu den äußeren Meridianen, wenn Sie die Arme einholen und einatmen, kommt es zurück nach innen. Alle Bewegungen sollten sanft und harmonisch geschehen, niemals ruckartig. Auch ist darauf zu achten, keine eckigen, sondern abgerundete Linien zu beschreiben.

### Den Himmel abstützen

● Sie stehen entspannt in aufrechter Haltung, atmen ruhig und tief. Führen Sie Ihre Hände langsam zum Dan Tian: Die Handflächen sind leicht gerundet, die Fingerspitzen weisen – etwa zehn Zentimeter voneinander entfernt – zueinander. Lassen Sie beim Einatmen Ihre Hände vorm Körper steigen. Die Handflächen werden während der Bewegung allmählich über vorne nach oben gekehrt und bis über den Kopf gehoben. Während Sie ausatmen, sollten die Handflächen derart nach oben gestreckt werden, als müssten Sie ein Gewicht abstützen. Dabei sind die Arme leicht gerundet. Die Handinnenflächen sind gen Himmel ge-

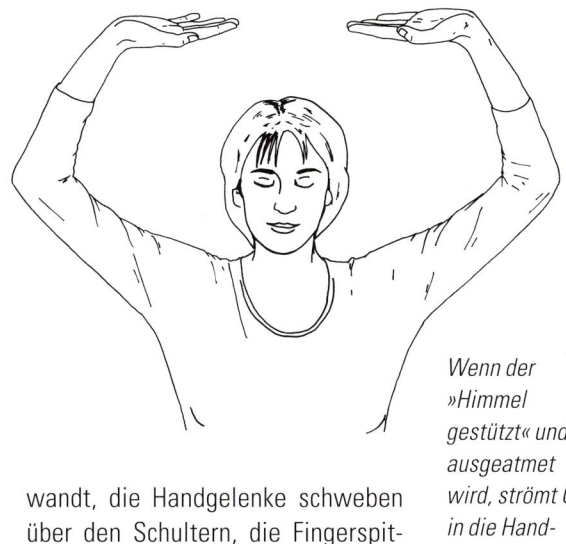

*Wenn der »Himmel gestützt« und ausgeatmet wird, strömt Qi in die Handflächen.*

wandt, die Handgelenke schweben über den Schultern, die Fingerspitzen zeigen zueinander.

Die Chinesen sagen zu diesem Übungsschritt: den Himmel stützen. Dabei strömt das Qi aus dem Körperinnern über die Meridiane nach außen in die Handflächen. Mehrere tiefe Atemzüge machen. Wenn Sie einatmen, führen Sie die Hände auf Brusthöhe zurück, wo die Fingerspitzen wieder gegenübergestellt werden. Die Übung mehrmals wiederholen. Sie hat eine belebende Wirkung. Energie strömt aus der Tiefe nach oben. So wird der Körper im Sinne von Yang aktiviert.

### Die Himmelsrichtungen

● In gerader, entspannter Haltung lassen Sie Ihre Arme locker neben den Körperseiten hängen. Wenn Sie ausatmen, senden Sie das Qi in die Handflächen, die Sie zugleich nach vorne abwinkeln: Die Fingerspitzen weisen also voraus, die Hand bildet einen rechten Winkel zum Arm.

- Nach einigen Atemzügen strecken Sie beide Arme – während des Ausatmens – nach vorne aus. Sie bilden dann einen rechten Winkel zur Vorderseite des Körpers. Die Handflächen spreizen Sie rechtwinklig von den Armen ab, die Fingerspitzen zeigen nach oben.
- Während einer Ausatmung strecken Sie Ihre Arme wie bei der Übung »Den Himmel abstützen« über ihrem Kopf in die Höhe. Die Handteller weisen nach oben.
- Nachdem Sie ein paar Mal tief geatmet haben, bewegen Sie Ihre Arme nach außen. Strecken Sie sie während des Ausatmens vom Körper weg, so dass sie links und rechts rechtwinklig vom Körper abstehen. Ihre Handflächen weisen nach außen, die Fingerspitzen nach oben. Die Hände bilden wieder einen rechten Winkel zu den Armen, das Qi strömt in sie hinein. In dieser Position mehrere Atemzüge machen.
- Beim nächsten Ausatmen sinken die Hände wieder in die Ausgangsposition.

**Mythische Tiere als Lehrmeister.**

Diese Übung dient einer umfassenden, gleichgewichtigen Vitalisierung des Körpers. Auch die nächsten beiden sollen eine harmonische Stärkung der Lebensfunktionen bewirken.

### Über den Ballon streichen

- In entspannter, aufrechter Haltung legen Sie die Hände übereinander vor das Dan Tian. Bewegen Sie ihre Arme dann langsam im Bogen aufwärts, so dass sie links und rechts von ihrem Körper jeweils einen Halbkreis beschreiben, als sei ein großer Ballon an ihre Brust geheftet, über dessen Oberfläche ihre Arme streichen würden. Bewegen Sie Ihre Hände mit den Handrücken voran. Der höchste Punkt des Ballons liegt über ihrem Kopf. Dort nähern sich die Fingerspitzen einander an. Schauen Sie durch den Raum zwischen beiden Händen in die Höhe des Kosmos. Beim Ausatmen bringen Sie Ihre Hände auf umgekehrtem Weg zurück in die Ausgangsposition und denken daran, wie das Qi ins Dan Tian herabfließt.

### Bewegen wie ein Kranich

Diese Übung ist sehr populär. Viele Qi-Gong-Übungen orientieren sich an den Bewegungen von Tieren wie Tiger, Hirsch, Bär oder eben Vögeln.

- Beugen Sie in der stehenden Grundhaltung leicht die Knie. Oberkörper und Kopf sind aufrecht und entspannt. Bewegen Sie sich wie ein Kranich, indem Sie das linke Bein mit abgewinkeltem Knie nach vorne anheben und ganz locker in der Luft hängen lassen. Gleichzeitig heben Sie ihre Arme seitlich ein wenig vom Körper weg, als ob Sie Ihr Gefieder heben würden. Dann setzen Sie den linken Fuß auf und senken die Arme. Das Gewicht auf links verlagern und den Ablauf mit dem Anwinkeln des rechten Beins wiederholen. Auf diese Weise abwechselnd mit dem linken und dem rechten Fuß ein paar Schritte machen.

### Beruhigungsübungen

Mit diesen Übungen dient man den nach innen gerichteten Yin-Kräften. Sie können erregtes, hochschießendes Qi besänftigen und Spannungen abbauen.

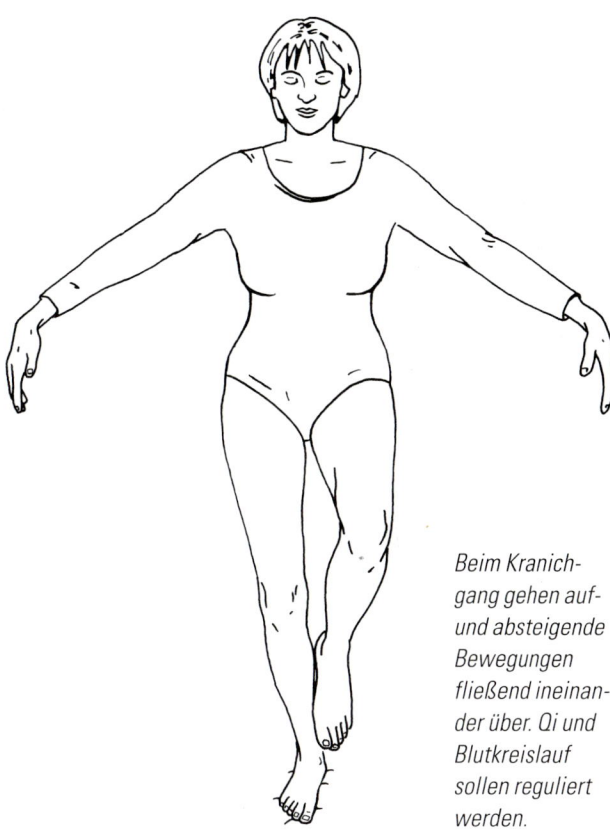

*Beim Kranichgang gehen auf- und absteigende Bewegungen fließend ineinander über. Qi und Blutkreislauf sollen reguliert werden.*

● In entspanntem Stand führen Sie Ihre Hände vor das Dan Tian. Die Handflächen stehen parallel zum Boden, die Handrücken sind nach oben gewandt, die Finger stehen sich gegenüber, wobei sich die Mittelfinger berühren. Führen Sie die Hände nun in einer »umgekehrten Schwimmbewegung« auseinander: Stellen Sie sich einen großen Kreisbogen vor, der über Ihre Flanken hinausragt und dem Sie mit Ihren Händen folgen wollen. Dabei bleiben Ihre Handrücken nach oben gerichtet und schweben parallel zum Boden, während sich die leicht gebeugten Finger links und rechts nach außen wenden. Sie folgen dem aufwärts steigenden Kreis und drehen auf Schulterhöhe Ihre Arme, um Ihre Handinnenflächen nach oben zu wenden. Dann bewegen Sie Ihre Hände mit den Fingerkuppen voran langsam nach oben und vor dem Gesicht kreisförmig aufeinander zu. Dabei neigen sich die Hände allmählich, bis sich die Finger vor der Brust treffen. Nun wandern Arme und Hände mit zum Boden gerichteten Handflächen gemächlich wieder hinab zur Ausgangsstellung vor dem Dan Tian und schließlich zu den Flanken.

● Die Hände stehen sich genauso gegenüber wie zu Beginn der letzten Übung, berühren sich aber nicht. Nun das Qi hin und her zirkulieren lassen, indem die Finger fächelnd auf und ab gebeugt werden. Dann die Hüfte mehrmals nach links und nach rechts drehen, während sich an der Grundhaltung nichts ändert.

## Die Macht negativer Energien

**Manchmal kann nichts gelingen …**

Lange ist bekannt, dass positive Empfindungen – Freude, Hoffnung, Liebe, Optimismus – die körperliche Abwehrkraft stärken. Neuere Forschungen besagen sogar, dass ein gut gerüstetes Immunsystem umgekehrt auch der Psyche gut tut. Und zwar nicht einfach deshalb, weil man weniger unter Erkrankungen zu leiden hat, sondern weil die Seele von Botenstoffen beeinflusst wird, die vom Zustand der Immunabwehr künden. Die Konzeption des Qi berücksichtigt derlei Wechselwirkungen. Was Qi in uns bewirkt, hängt stets von sämtlichen Faktoren ab, die auf uns wirken.

**… weil die Balance verloren ging.**

Panik, Angst oder Depressionen sind bedrohliche Stimmungen, die Psyche und Körper gleichermaßen überwältigen können. Wenn in einer solchen Lage das Herz rasch schlägt oder das Gesicht erbleicht, ist keine organische Störung, sondern die Gemütslage verantwortlich. Doch sie überflutet den gesamten Organismus mit einem Strom negativer Energie, in der man unterzugehen droht. Nach chinesischer Lesart hat man es hierbei mit »schlechtem Qi« zu tun. Auch wenn der Verstand signalisiert, dass alles nicht gar so schlimm sei, ist seine Stimme zu schwach, um den niederdrückenden Mächten Paroli zu bieten. Überlegungen drehen sich im Kreise oder sind vielleicht kaum möglich, weil man unter dem Schock einer Situation steht. Hierbei kann es sich um die Angst vor einer Prüfung handeln, eine seelische Verletzung durch andere, Demütigungen, Misserfolge oder grobe Enttäuschungen. Um wieder klarer denken zu können und zu sich selbst zu finden, muss das schlechte Qi erst einmal abgeleitet werden.

Sehr heftige Emotionen – egal ob freudig oder verstimmt – sind nach chinesischer Vorstellung immer schädlich und zu vermeiden. Wer unter Problemen leidet, die seelischer oder sozialer Natur sind, kann sich allerdings oft schwer dazu durchringen, sein Leid durch praktische Techniken zu lindern. Die persönliche Frustration erscheint schließlich nur wie ein Symptom, wie eine Auswirkung von familiären oder beruflichen Krisen. Man will nicht einfach nur seine Stimmung verbessern, sondern wünscht sich eine real erfreulichere Situation. Die Ableitung von schlechtem Qi soll keine Auseinandersetzungen oder Selbstkritik vereiteln, sondern im Gegenteil die nötige Ruhe für Reflexionen ohne Selbstzerfleischung oder blinde Feindseligkeit bringen. Das Rückgrat soll gestärkt und die Gedanken sollen geklärt werden. Hierzu werden die Muster der bisher beschriebenen Übungen abgewandelt:

## Befreiungstechniken

- Wenn Sie sich aufgewühlt, gestresst oder geängstigt fühlen, stellen Sie sich vor, Sie würden Ihren Körper beim Ausatmen von schlechtem Qi befreien. Verspannungen und Nervosität, die Sie empfinden, werden von Ihrem Atem aufgenommen und strömen über Ihre Atmungsorgane hinaus. Diese Übung kann eine starke suggestive, beruhigende Wirkung haben. Denn in der Regel fühlen wir uns negativen Stimmungen wie einer Naturgewalt ausgeliefert oder kämpfen verkrampft gegen sie an. Wer hingegen schlechtes Qi ableitet, akzeptiert innere Verspannungen erst einmal als Teil seiner selbst. Sie werden geortet, und mit dem Atmen nimmt man bewusst Kontakt zu ih-

nen auf. Schlechtes Qi bewegt sich in den Meridianen ebenso wie gutes Qi – es handelt sich ja um die gleiche Energie, die nur in einer bestimmten Situation eine für uns negative Qualität angenommen hat. Es lässt sich also auch genauso steuern und über seine natürlichen Bahnen ausscheiden. Durch die Konzentration auf das Atmen findet man zugleich im wahrsten Sinne des Wortes zu seinem persönlichen Rhythmus zurück, der den Wirrwarr der Emotionen zu bezwingen vermag. Sie können sich beim Atmen ganz konkret vorstellen, Ihren Ärger, Ihre Furcht oder Ihre Hektik fortzuschicken beziehungsweise auszuatmen.

- Übermäßige Emotionen lassen sich nicht nur über die Nase, sondern zugleich auch über Damm sowie Hand- und Fußflächen ausatmen. Wenn Ihr Qi-Sinn bereits geübt ist, können Sie sich vorstellen, wie schlechtes Qi während des Ausatmens durch Arme und Beine strömt und über die Hände und Füße den Körper verlässt. Je mehr Ausgänge man dem schlechten Qi öffnet, desto ganzheitlicher und intensiver kann der beruhigende Effekt sein.

- Die bereits beschriebene Vibrationsübung kann eine gute Unterstützung sein. In diesem Fall soll sie dazu dienen, festsitzendes schlechtes Qi

**Übungen, die Ihnen helfen können.**

»loszurütteln«, damit es abfließen kann. Die Vibration löst Verkrampfungen und innere Widerstände, so dass Qi wieder harmonisch fließen und auch auf die Seele ausgleichend wirken kann. Stellen Sie sich also bei der Übung vor, schlechtes Qi von sich abzulösen und es in den entsorgenden Fluss der produktiven Lebensenergie zu schicken.

**Imagination stärkt.**

● Missbehagen lässt sich auf eine weitere, recht handgreifliche Art entgegensteuern: Man setzt ihm in der Vorstellung einen Kontrapunkt. Wer sich schwach fühlt, vergegenwärtigt sich zum Beispiel eine starke Baumkrone, die dem Wind trotzt.

Wer krank ist, denkt nicht an die Störung eines Organs, sondern an dessen Bemühen, sich gegen das Leiden zu verteidigen und es schließlich zu besiegen. Viele psychotherapeutische Behandlungen bei schweren Leiden wie Krebs oder Aids setzen auf die Kraft der Imagination. Die Patienten werden beispielsweise dazu angeregt, sich die »Killerzellen« ihres Immunsystems bei der Arbeit vorzustellen. Eine Besinnung auf die positiven Mächte im Körper kann diese nachweislich zusätzlich stärken. Fast scheint es, als würden sie dankbar auf die Aufmerksamkeit und Motivation des Menschen reagieren, dem sie dienen.

# Zu sich selbst kommen, indem man sich selbst vergisst

Die Persönlichkeit eines Menschen, sein Selbstbewusstsein und sein Charakter werden landläufig zu seinen höchsten Gütern gezählt. Da wirkt es befremdend, dass die Loslösung vom Ichbewusstsein als höchstes Ziel des Qi Gong gilt. Wie schon erwähnt, wurden die Methoden teilweise von Klostermönchen begründet. Man muss aber kein Mönch sein, um von einer spirituellen Einstellung zu profitieren.

Das spirituelle, meditative Qi Gong will das Ich loslassen, um sich über seine Beschränkungen zu erheben. Denn das Ich ist bestimmt von kurzfristigen Leidenschaften und – angesichts des Universums – kleinlichen Gedanken. Es wird getrieben von Instinkten und anerzogenen Bedürfnissen. Sein Horizont ist begrenzt durch die Umstände, in die es zufällig hineingeboren wurde, und die Spanne zwischen Geburt und Tod.

Der Meditierende will sich im Geist von diesen irdischen Prägungen befreien. Sein Bewusstsein strebt nach einer Auflösung der Trennung von Ich und Welt, nach einer Einheit mit dem Kosmos. Die Empfindung dieses Zustandes lässt sich vielleicht als das vollkommene Glück oder die vollkommene Erlösung beschreiben.

Der esoterisch anmutende »Griff nach dem Tao« lässt sich leicht auf eine bodenständigere Ebene übertragen. Qi-Gong-Übungen ermöglichen es jedem, Abstand von belastenden und unergiebigen Einflüssen seines Alltags zu gewinnen. Der Kopf wird befreit von eitlen Selbstbildern und übertriebenen Sorgen, in die der Lebenskampf hineinzwingt. Viele Menschen, die Qi Gong betreiben, entlasten sich von dem Ehrgeiz, am besten, schönsten und erfolgreichsten sein zu müssen, um ein lebenswertes Dasein zu führen. Sie stehen sich selbst weniger im Wege. Qi Gong zähmt die chaotische Gedankenflut im Kopf und zeigt manchem Übenden – gerade weil es über ihn hinausweist – wo er seine Identität finden kann.

Beim religiösen Qi Gong soll ein hohes Maß an feinster geistiger Energie geweckt werden, die schließlich stärker als das Individuum ist und Zugang zu höheren spirituellen Ebenen gewährt. Voraussetzung ist ein vitaler Körper. Die Konstitution entscheidet darüber, wie viel Energie der Körper umsetzen und schließlich in geistige Energie umwandeln kann.

Besondere Bedeutung für spirituelle

**Sich im Kosmos verlieren – eine Verlockung, der Sie folgen sollten.**

**Die Meridiane öffnen, wie macht man das?**

Qi-Gong-Richtungen haben Übungen, die sich auf die natürlichen Energiekreisläufe konzentrieren: Hier wird systematisch am Meridiannetz des Körpers trainiert. Da die Energiekreisübungen sehr elementar auf das Meridiansystem eingehen, haben sie auch für eher gesundheitlich orientiertes Qi Gong Bedeutung. Der Körper soll auf umfassende Weise ins Gleichgewicht gebracht werden. Die folgenden Grundübungen vermitteln einen Eindruck der Vorgehensweise. Um sie in ihrer ganzen Tiefe erfassen und praktizieren zu können, bedarf es der persönlichen fachkundigen Unterweisung.

Bei den Energiekreisübungen geht es darum, die Meridiane zu öffnen, indem man das Qi gezielt hindurchströmen lässt. Auf diese Weise soll das Volumen der Leitbahnen vergrößert und die Umlaufgeschwindigkeit der Lebensenergie erhöht werden. Die Meridiane werden regelrecht »durchgepustet«, wodurch Blockaden aufgelöst werden können. Ein Fehlverhalten des Qi kann reguliert werden, weil eine ausgeglichene und effiziente Zirkulation unterstützt wird. Die Versorgung der Organe und die Ausscheidungsfunktionen des Körpers lassen sich verbessern. Somit sind die Energiekreisübungen auch eine gute Grundlage für Übungen mit speziellem Ziel oder auch Akupressur und Akupunktur: Je besser der Qi-Kreislauf funktioniert, desto besser reagiert er auf therapeutische Einwirkungen.

## Großer Energiekreislauf

Diese Übung berührt alle zwölf Hauptmeridiane und erreicht somit auch die dazugehörigen Organe. Durchgeführt wird sie in entspannter stehender Haltung.

- Richten Sie Ihre Aufmerksamkeit auf Ihre Fußsohlen, von ihnen soll der Kreislauf seinen Ausgang nehmen. Die sinnliche Vergegenwärtigung von Körperregionen gelingt nicht immer wie auf Befehl, sondern braucht Einstimmung. Diese kann wiederum helfen, die nötige Ruhe und Besinnung für die Übung zu erreichen. Versuchen Sie zum Beispiel, das Gewicht Ihrer Füße zu spüren, den Kontakt mit dem Boden, ihre Kraft, Sie aufrecht zu halten. Lassen Sie dann, während Sie einatmen, Qi über die Fußsohlen einströmen. Das Qi fließt über die Meridiane, die auf der Innenseite der Beine verlaufen, an den Knien vorbei nach oben. Am Ende der Oberschenkel erreicht das Qi den Unterleib und strömt jeweils zu beiden Seiten des Nabels bis zur Brust. Nun atmen Sie aus und verfolgen, wie sich die Lebensenergie über Schultern und Arme in die Hände und Fingerspitzen bewegt. Mit dem nächsten Einatmen bewegt sich das Qi von den Fingerkuppen entlang der Handrücken. Es fließt über die Außenseiten der Arme und über die

Schultern bis zur Halswirbelsäule. Von dort strömt es bis zum Scheitelpunkt des Kopfes (sein höchster Punkt). Beim nächsten Ausatmen läuft das Qi in breitem Strom über Hinterkopf und Hals zu beiden Seiten des Körpers herab, erreicht die Oberschenkel und fließt diesmal über die Außenseiten der Beine in die Füße zurück.

Wichtig ist, die Energie gemächlich zu lenken und nicht zu stark anzutreiben. So halten Sie den Faden Ihrer Konzentration und verhindern, dass die Lebensenergie überschießt und Unwohlsein hervorruft.

## Kleiner Energiekreislauf

Diese Übung ist schwieriger als die vorhergehende, weil sie subtilere Ansprüche an die Vorstellungskraft stellt. Der kleine Energiekreislauf ist ein Herzstück des traditionellen Qi Gong. Klein ist er insofern, weil nur zwei Leitbahnen des Rumpfes bearbeitet werden. Die beiden Leitbahnen Ren Mai und Du Mai besitzen Sonderfunktionen im Meridiansystem. Sie sind Wächter der übrigen Leitbahnen und sollen das Gleichgewicht von Yin und Yang regulieren. Ren Mai ist für die Yin-Leitbahnen mit ihren Organen Herz, Lunge, Leber, Milz und Nieren zuständig. Es wird auch Empfängergefäß genannt. Du Mai ist das Lenkergefäß und kontrolliert die Yang-

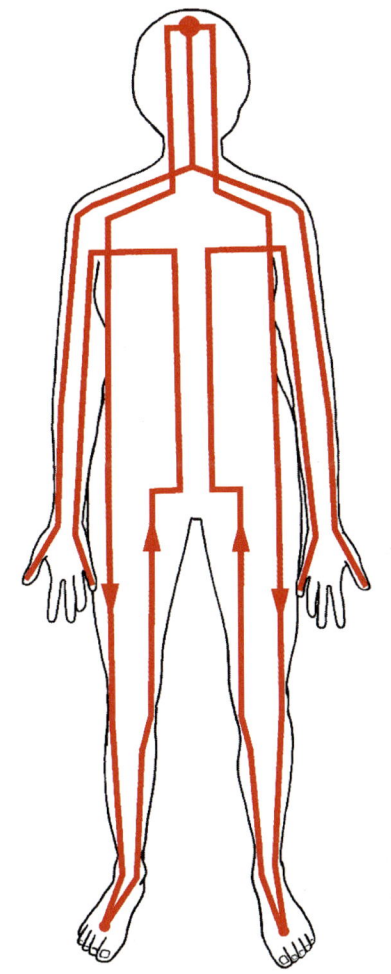

*Beim Großen Energiekreislauf fließt Qi von den Füßen zuerst bis zu den Händen, dann geht es über die Arme zum Kopf und an den Körperseiten wieder zu den Füßen zurück.*

Meridiane mit Magen, Dickdarm, Dünndarm, Gallenblase und Blase.

Ren Mai und Du Mai gehören zu den acht Sonderleitbahnen, die die Fähigkeit besitzen, Qi zu »lagern«: Sollte in einem Hauptmeridian übermäßiges Qi den Körper in Unruhe versetzen, kann die schädliche Energie von einer be-

**Eine Übung für Fortgeschrittene.**

nachbarten Sonderleitbahn aufgenommen und bei Bedarf wieder freigesetzt werden. Ren Mai und Du Mai sind die einzigen Sonderleitbahnen, die eigene Akupunkturpunkte besitzen. Beim »Kleinen Energiekreislauf« können diese stimuliert werden.

Der Weg der beiden Leitbahnen ist einfach: Das Lenkergefäß Du Mai (Yang) verläuft in gerader Linie vom Damm über Rücken und Kopf bis zum Oberkiefer. Das Empfängergefäß Ren Mai (Yin) verläuft vom Damm über die vordere Körperseite zum Unterkiefer.

● Nehmen Sie eine der Grundpositionen ein und lassen Sie sich in einen Zustand der völligen Entspannung gleiten. Um Alltagsärger, kleinmütige oder unproduktive Gedanken abzustreifen, können Sie sich auf das besinnen, was ihnen wahrhaft wichtig und lebenswert erscheint – nach Art des inneren Lächelns. Tiefenentspannung lässt sich auch durch die Konzentration auf Atem oder Herzschlag fördern. Hilfreiche Vorstellungen sind außerdem: Ihr Körper treibt dahin wie ein Stück Holz in einem See. Oder Sie sind wie ein Ballon, der über der Stadt schwebt. Sie gehören zu der Atmosphäre, die Sie umgibt. Die Luft ist wie ein Teil Ihres Körpers. Wenn Sie einatmen, geben Sie ihr Raum, wie einem Muskel, wenn Sie ihn anspannen. Wenn Sie ausatmen – oder den Muskel ent-

**Worauf es ankommt.**

spannen – gehört die Luft der Umgebung trotzdem weiterhin zu Ihnen. Vielleicht ist es aber auch die Luft, die Sie atmen lässt …

Verfolgen Sie, wie mit der Luft Qi in Ihren Körper strömt und sich im Dan Tian verdichtet. Wenn Sie ein Gefühl für das Qi im Dan Tian entwickelt haben, kann der erste Schritt des »Kleinen Energiekreislaufs« beginnen:

● Das erste Ziel ist, Qi direkt abwärts bis zum Damm zu schicken. Von hier aus geht die Reise weiter bis zur Spitze des Steißbeins. Vom Steißbein wird das Qi aufwärts über das Rückgrat bis zum Punkt »Mingmen« geführt. Er liegt dem Nabel gegenüber.

Wichtig ist, das Fließen des Qi zu spüren und einen Eindruck von den Etappen seiner Wanderung zu gewinnen. Die Lebensenergie soll sich tatsächlich bewegen und bei den Akupunkturpunkten ankommen. Sie können den ansteigenden Verlauf mit den Armen begleiten, sie zum Beispiel mit nach oben gekehrten Handflächen oder zueinander gerichteten Fingerspitzen aufwärts bewegen. Ebenso haben Imaginationen oft eine unterstützende Wirkung, zum Beispiel die Vorstellung von Baumsaft, der über die Wurzeln durch den Stamm aufwärts zur Laubkrone steigt.

Die einzelnen Stationen der Reise können Ihnen helfen, innezuhalten und sich Ihrer Konzentration zu vergewissern. Es handelt sich um Punkte, die sehr sensitiv auf Qi reagieren. Über sie kann die Lebensenergie harmonisierenden Einfluss auf den Organismus ausüben.

Wenn Sie das Gefühl haben, dass Ihr gedanklicher Faden reißt, sollten Sie die Übung beenden. Kehren Sie dann in umgekehrter Richtung über die bisher beschrittenen Punkte mit dem Qi zum Dan Tian zurück. Das ist wichtig. Qi sollte nicht irgendwo auf der Strecke sich selbst überlassen werden. Denn dann ist es nicht Teil eines Kreislaufs, sondern kann willkürlich Störungen verursachen.

- Wenn Sie am Punkt Mingmen noch entspannt sind und den Einfluss der Lebensenergie spüren, können sie die Wirbelsäule weiter hoch bis direkt unterhalb des vorstehenden siebenten Halswirbels wandern. Lassen Sie das Qi gemächlich bis zu diesem Punkt strömen, ohne den Gedanken zu haben, irgendwo ankommen zu müssen. Wenn Sie sich erschöpft oder überfordert fühlen, gilt generell: In Ruhe den bisher verfolgten Weg zurückgehen, bis das Dan Tian erreicht ist. Es geht beim Qi Gong nicht um rasche Erfolge, und Leistungsdruck widerspricht völlig dem Sinn der Übungen.

- Die nächste Station befindet sich auf dem Hinterkopf – und zwar dort, wo der Kopf aufliegt, wenn man ihn auf einer ebenen Fläche hinlegt. Von hier geht es weiter zum Scheitelpunkt des Kopfes. Dieser höchste Punkt des Körpers nimmt die Energien des Himmels auf und wird deshalb »Himmelspforte« genannt.

- Lassen Sie die Lebensenergie direkt an den Punkt zwischen Ihren Augenbrauen sinken. Hier liegt das so genannte »Obere Dan Tian« – eines der drei Energiezentren des Körpers. Dieser Punkt soll Wirkung auf die Hypophyse im Schädelinneren haben, die den Hormonhaushalt regiert.

- Den Weg durch die Du-Mai-Leitbahn haben Sie nun beendet. Über zwei Verbindungspunkte wird der Übergang zur Leitbahn Ren Mai hergestellt, womit der zweite Teil des Kreislaufs beginnt. Bisher haben Sie eine aufsteigende Yang-Linie vollzogen, die vom Scheitelpunkt an in einen absinkenden Yin-Strom übergeht. Dieser Übergang ist nicht einfach und durch passende mentale Wegbereiter besser zu schaffen: Denken Sie zum Beispiel an das Yin-Yang-Zeichen. Vergegenwärtigen Sie sich, wie der Yang-»Tropfen« seinen größten Umfang annimmt und nun zwangsläufig in Yin übergehen

**Die Rückkehr nicht vergessen!**

137

muss. Oder Sie malen vor Ihrem inneren Auge das Bild der Sonne, die den mittäglichen Zenit überschritten hat und wieder auf dem Weg hinab zum Horizont ist. Wenn Sie Ihre Arme bisher mit nach oben gekehrten Handflächen anhoben, wenden Sie jetzt die Handflächen nach unten. Die Hände folgen dann dem absinkenden Qi, drücken es sanft nach unten.

**So können Sie weiter üben.**

● Richten Sie Ihre Aufmerksamkeit auf die Wölbung des Gaumens über den Vorderzähnen. Hier liegt der Endpunkt des Du Mai, über den der Qi-Strom in die Ren-Mai-Leitbahn gelangen kann. Voraussetzung ist, dass Ihre Zungenspitze am oberen Gaumen anliegt, um die Brücke zwischen Du Mai und Ren Mai zu bilden. Direkt unter der Zunge beginnt Ren Mai. Führen Sie das Qi hinunter zum mittleren Dan Tian, das sich im Brustraum zwischen den Brustwarzen befindet. Von hier geht es über den Punkt »Meer des Qi« – etwa zwei Fingerbreiten unterm Nabel – zurück zum Dan Tian, dem Ausgangspunkt der Reise: Der Kreislauf wird geschlossen.

Bei der beschriebenen Übung dienen nicht alle, sondern nur einige zentrale Meridianpunkte von Du Mai und Ren Mai als Stationen des Kleinen Energiekreislaufs. Dieses Grundgerüst lässt sich vielfältig variieren, indem Punkte hinzu- oder herausgenommen werden, man bei einigen länger oder kürzer verweilt. Dies hängt zum Beispiel davon ab, ob Qi schneller vorangetrieben oder einzelne Punkte für spezielle therapeutische Zwecke stimuliert werden sollen. Wenn die Öffnung des Kleinen Energiekreislaufs beherrscht wird, können sich sehr erfahrene Schüler an die Öffnung aller acht Sonderleitbahnen machen. Anfänger sind mit dem Kleinen Kreislauf jedoch gut ausgelastet.

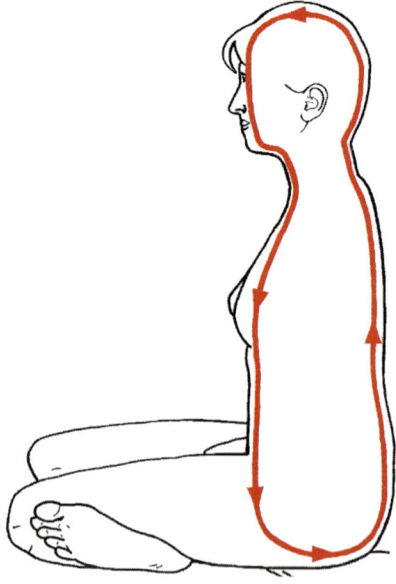

*Der Kleine Energiekreislauf stellt hohe Anforderungen an die Vorstellungskraft*

Für den Anfänger ist es wichtig, allmählich ein Gespür für den Kreislauf zu entwickeln und einen harmonischen Umgang mit ihm zu lernen. Nicht übertreiben, lautet die Devise, und bei Schwierigkeiten oder Beschwerden die Übung zum Dan Tian zurückführen.

## Fachkundige Hilfe

Wer chinesische Bewegungsübungen unter professioneller Anleitung erlernen oder sich nach chinesischen Methoden behandeln lassen will, hat ein Problem: Gesetzliche Ausbildungswege und Prüfungen gibt es in Deutschland nicht. Jeder Arzt und Therapeut, der es sich zutraut, kann sich in den chinesischen Methoden versuchen. Kurzlehrgänge, die vielerorts angeboten werden, genügen jedoch bei weitem nicht, um sie anzuwenden oder zu vermitteln. Neben einem umfangreichen theoretischen Wissen benötigen Experten der chinesischen Heilkunde vor allem reichlich Erfahrung. Das ist besonders einleuchtend bei einer Medizin, die sich weniger auf Standards beruft als auf individuelle Diagnosen und Therapien.

Der Ausbildungsweg und eine lange persönliche Praxis sind also wichtige Kriterien, um einen Therapeuten der chinesischen Medizin einzuschätzen. Dasselbe gilt auch für Qi-Gong- oder Tai-Ji-Quan-Lehrer – vor allem, wenn sie mehr als die vereinfachten, gymnastischen Spielarten vermitteln sollen. Wer diese Künste anderen beibringen will, muss sie erst einmal selbst sicher beherrschen – und das dauert Jahre.

Es gibt inzwischen viele Schulmediziner, die eine zusätzliche Ausbildung in Akupunktur oder Naturheilkunde vorweisen können. Es hat sicher Vorteile, sich diesen Fachleuten anzuvertrauen, doch auch Heilpraktiker leisten gute Arbeit auf dem Gebiet der chinesischen Medizin. Sie müssen bloß wissen, wo ihre Grenzen liegen, und mit der Schulmedizin kooperieren. Wer sich das Rauchen abgewöhnen oder Akupunktur als Diäthilfe versuchen will, braucht seinen Körper nicht unbedingt bis in die kleinsten Nischen durchleuchten zu lassen. Doch wenn klare körperliche Beschwerden vorliegen, die bisher nicht schulmedizinisch diagnostiziert wurden, fordert ein guter Heilpraktiker eine Untersuchung durch Haus- oder Facharzt ein. Glaubt er hingegen, mit Herz-Kreislauf-Beschwerden oder hartnäckigen Schmerzen ganz auf eigene Faust umgehen zu können, sollten Sie seine Praxis lieber verlassen.

**So finden Sie den richtigen Helfer.**

139

# Anhang

## Adressen

Etliche Institutionen haben es sich zur Aufgabe gemacht, auf dem Gebiet der fernöstlichen Gesundheitslehren die Spreu vom Weizen zu trennen. Sie führen Listen von Praktikern, die nach ihrer Ansicht das nötige Know-how besitzen und nachweisen können. Wenn Sie sich für chinesische Heilkunde interessieren, können Sie die Adressen von Fachleuten in Ihrer Nähe anfordern (vergessen Sie nicht, Rückporto beizulegen!).

Arbeitsgemeinschaft für klassische Akupunktur und traditionelle chinesische Medizin e. V.
Badallee 2
25832 Tönning
Tel. 04861 - 18 10

Berufsverband Deutscher Akupunkturärzte
Maria-Viktoria-Straße 19
76530 Baden-Baden

Deutsche Ärztegesellschaft für Akupunktur
Raglovichstraße 14
80637 München
Tel. 089 - 159 68 88

SMS – Internationale Gesellschaft für Chinesische Medizin
Franz-Joseph-Straße 38
80801 München
Tel. 089 – 33 56 74

Auch die Krankenkassen und regionalen Ärztekammern vermitteln Adressen ausgesuchter Akupunkteure.

Es gibt in Deutschland eine Klinik für Traditionelle Chinesische Medizin:
Klinik TCM
Ludwigstraße 2
93444 Kötzting
Tel. 09941 - 60 90
Die Diagnosen richten sich sowohl nach schulmedizinischen wie nach traditionellen Kriterien und erfolgen in Zusammenarbeit von chinesischen und in chinesischer Medizin ausgebildeten westlichen Ärzten. Nach diesem Vorbild entstehen zur Zeit weitere Kliniken dieser Art.

Bezugsadressen für chinesische Heilkräuter

Biomed
An der Becke 2
45527 Hattingen
Tel. 02324 - 337 41

Chinamed
Holzhausen 10
83317 Teisendorf
Tel. 08666 - 79 51

China Medica
Postfach 11
83735 Bayrischzell
Tel. 08023 - 653

Chinesische Heilkräuter
Hernerstr. 299, Haus 6
44809 Bochum
Tel. 0234 - 953 67 55

Über Qi-Gong- und Tai-Ji-Quan-Lehrgänge geben unter anderem Auskunft:

Deutsche Qigong Gesellschaft e. V.
Zeughausweg 3/1
89165 Dietenheim
Tel. 07347 - 34 39

International Tai Chi Chuan-Association
Im Trutz 23
60332 Frankfurt/Main
Tel. 069 - 72 73 78

Kolibri Seminare
Bartholomäusstr. 57b
22083 Hamburg
Tel. 040 - 227 63 54

Medizinische Gesellschaft für
Qigong Yangsheng e. V.
Herwarthstr. 21
53115 Bonn
Tel. 0228 - 69 60 04

Netzwerk Taijiquan und Qi Gong e. V.
Eppendorfer Landstraße 164
20251 Hamburg
Tel. 040 - 460 43 65

Taiji & Qigong Gesellschaft
Österreich
Postfach 28
A-8016 Graz
Tel. 0316 - 48 36 48-39

World Chen Tai Ji Association
Germany
Rendsburger Str. 14
20359 Hamburg
Tel. 040 - 319 42 24

Auch Krankenkassen und Volkshochschulen bieten Kurse an.

Um alle Aspekte und Behandlungsmöglichkeiten chronischer und funktionaler Leiden kümmern sich:

Deutsche Schmerzliga e. V.
Postfach 100834
60008 Frankfurt/Main
Tel. 069 - 29 98 80-75

Deutsche Rheuma-Liga e. V.
Maximilianallee 14
53111 Bonn
Tel. 0228 - 76 60 60

Deutsche Dermatologische Gesellschaft e. V.
Liebermeisterstraße 25
72076 Tübingen
Tel. 07071 - 29 45 74

Außerdem können folgende Institutionen hilfreich sein:

Arbeitsgemeinschaft der Verbraucherverbände
Heilsbachstraße 20
53123 Bonn
Tel. 0228 - 648 90

Deutsche Gesellschaft für
Ernährung e. V.
Im Vogelgesang 40
60488 Frankfurt
Tel. 069 - 97 68 03-0

Deutsche Gesellschaft für Kardiologie, Herz- und Kreislaufforschung
40001 Düsseldorf
Tel. 0211 - 311-52 55

## Kostenübernahme durch Krankenkassen

Die chinesische Heilkunde behandelt mit hohem Aufwand. So haben das Gespräch mit dem Patienten, die intensive Beschäftigung mit seiner persönlichen Situation einen viel höheren Stellenwert als in der westlich geprägten Medizin. Behandlungen sind deshalb nicht billig, können jedoch langfristig sehr viel günstiger als eine erfolglose schulmedizinische Therapie sein. Bei einer Akupunktursitzung muss mit Kosten um die 80 Mark gerechnet werden, jedoch können die Tarife stark schwanken.
Die Krankenkassen verhalten sich gegenüber den chinesischen Naturheilverfahren zunehmend offener. Weil eine Therapie wie die Akupunktur bei manchen Beschwerden rasche Erfolge zeigt, an denen die Schulmedizin oft jahrelang herumdoktert, denken die Kassen ökonomisch. In der Regel erstatten sie deshalb die Kosten einer fernöstlichen Schmerzbehandlung, wenn ein Arzt sie verschreibt. Bei anderen Leiden sind sie oft erst dann bereit zu zahlen, wenn die westliche Medizin offensichtlich versagt hat.
Im Prinzip ist es für die Krankenkassen wesentlich, ob für den Nutzen einer Therapie eindeutige wissenschaftliche Beweise vorliegen. Das Problem ist, dass die westliche Medizin mit einem weit größeren Forschungsaufwand betrieben wird als die fernöstliche. Pharmakonzerne investieren Milliarden, um Medikamente zu entwickeln und ihre Wirkung zu beweisen. Denn dann können sie mit ihrem Produkt auf dem Markt glänzen. Ein ähnliches Interesse herrscht nicht gegenüber der Akupunktur, die vom individuellen Können des Therapeuten abhängt, oder gegenüber der Kräuterheilkunde, die auf natürliche Rohstoffe baut. Weil der Erfolg von weniger erforschten »alternativen« Therapien gleichwohl nicht zu übersehen ist, wurde in Deutschland eine neue gesetzliche Verfügung verabschiedet: Für die Anerkennung der alter-

nativen oder so genannten Komplementärmedizin sollen nicht mehr unbedingt die anspruchsvollsten Kriterien der modernen Wissenschaft maßgebend sein. Vielmehr genügt es, wenn ausreichend viele Vertreter einer komplementärmedizinischen Disziplin eine spezielle Behandlung als hilfreich ansehen. Problematisch ist diese Verfügung, weil sie objektive, jederzeit nachprüfbare Erkenntnisse nicht mehr zum Maß

der Dinge macht. Scharlatane bräuchten bloß in großer Zahl ihre Stimme zu erheben, um sich durchzusetzen. Doch plausibel ist es, erfolgreiche Verfahren zu respektieren, obwohl sie mit den heutigen Mitteln der Wissenschaft nur unzureichend zu verstehen sind. Von einigen Kassen werden die Kosten für Akupunktur und Qi Gong bei schulmedizinischer Indikation rechtsverbindlich erstattet, von

anderen nur auf freiwilliger Basis. Zugleich gibt es Versicherungen, die ihre Kunden gezielt mit der Garantie locken, Naturheilverfahren zu bezahlen. Mit Hilfe von Verbraucherzentralen kann man einen Überblick über die verschiedenen Angebote gewinnen. Wichtig ist es, sich vor einer Behandlung bei der eigenen Krankenkasse genau über die Leistungen zu informieren.

## Glossar

- *Akupunktur und Akupressur –* Feinste Nadeln werden bei der Akupunktur in die Haut gestochen, um den Energiestrom im Körper zu verbessern und somit Beschwerden zu lindern. Bei der Akupressur erfolgt die Behandlung per Fingerdruck.
- *Akupunkturpunkte –* Etwa zwei Millimeter große Zonen auf der Haut. Sie sind genau festgelegt und werden durch Akupunktur oder Akupressur gereizt, um therapeutische Wirkungen zu erzielen. Die Punkte, die auf den Meridianen liegen, werden auch als Meridianpunkte bezeichnet.
- *Chronische Beschwerden –* Hierunter fallen einerseits degenerative Leiden wie die unwiederbringliche Abnutzung von Gelenkknorpeln. Ebenso die Verformung des Bronchialapparats bei fortgeschrittenem Asthma. Zum anderen können Migräne, Verspannungen, Entzündungen oder Immunstörungen in

qualvoller Regelmäßigkeit auftreten.
- *Dan Tian –* gesprochen Dantien, übersetzt Zinnoberfeld. Speicher der Lebensenergie Qi. Das obere Dan Tian sitzt zwischen den Augenbrauen, das mittlere zwischen den Brustwarzen und das untere, wichtigste unter dem Nabel.
- *Endorphine –* morphinähnliche, körpereigene Substanzen, die Glücksgefühle auslösen und Schmerzen dämpfen können. Auf sie wird unter anderem die schmerzlindernde Wirkung der Akupunktur zurückgeführt.
- *Funktionelle Erkrankungen –* Die Ursachen funktioneller Erkrankungen sind – etwa bei psychosomatischen Leiden – organisch nicht klar zu ermitteln. Es muss von indirekten Störfaktoren ausgegangen werden. Chinesische Therapien sind in diesen Fällen oft hilfreich.
- *Jing –* gesprochen: Djing. Dieser Begriff bezeichnet einerseits die Erbsubstanz des Menschen (Nie-

ren-Jing), die letztlich Wachstum, Entwicklung und Altern des Menschen bestimmt, andererseits die feinste Form von stofflicher Substanz im Körper, die aus der Nahrung aufgenommen wird.
- *Komplementärmedizin:* Heilmethoden, die nicht zur Schulmedizin gehören, sie aber ergänzen können.
- *Meridiane –* Energieleitbahnen im Körper, die ein festgelegtes Netz bilden, durch das Qi fließt, um Organe und Lebensfunktionen zu nähren.
- *Moxibustion –* Gepresstes Beifußkraut wird über der Haut verglüht, um einen wärmenden Yang-Effekt zu erzielen. Es wird entweder in Form eines Zylinders oder einer Zigarre in die Nähe der Haut gebracht.
- *Organe –* Die funktionalen Zusammenhänge der Organe sind für die chinesische Heilkunde wichtiger als ihre Struktur. Yin-Organe werden Zang (Speicherorgane) genannt, Yang-Organe

Fu (Hohlorgane). Sie entsprechen nur teilweise den modernen Erkenntnissen.

- *Phytotherapie* – Behandlung von Krankheiten mit Hilfe von Kräutern und Pflanzenteilen. Chinesische Naturheilmittel werden in Form von Pillen, Salben, Tinkturen, Packungen, Tees, Wein oder Pulver eingesetzt.
- *Qi* – Gesprochen: Tschi. Qi bedeutet in der Übersetzung Luft, Atem oder auch Energie, hat aber eine tiefere Bedeutung als diese Begriffe. Es ist der Urstoff aller Materie und Energie, wird vom Menschen über Luft und Nahrung aufgenommen und übernimmt im Körper vielfältige Funktionen.
- *Qi Gong* – Gesprochen: Tschi Gung. Der Begriff Gong umschreibt das Bemühen, das Üben, die Arbeit – in diesem Fall mit der Lebensenergie.
- *Shen* – gesprochen: Schen. Geist, Bewusstsein – allerdings entspricht die chinesische Vorstellung nur teilweise deutschen Begriffen.
- *Tai Ji Quan* – gesprochen Tai Dji Tschuen. Andere Schreibweisen sind Taijiquan oder Tai Chi Chuan, die sich aus unterschiedlichen Umschriften der chinesischen Zeichen ergeben, manchmal wird die letzte Silbe weggelassen. Übersetzt: Kampfkunst (Faustkampf) nach dem obersten Prinzip der Einheit von Yin und Yang. Bei uns auch als Schattenboxen bekannt. Als innere Kampfkunst aus der Verbindung von Kampftechnik und Gesundheitspflege entstanden, wird Tai Ji Quan heutzutage von vielen wie Qi Gong als Gesundheitsübung genutzt.
- *Tao* – Der Urgrund aller Dinge, das oberste Prinzip hinter allen Erscheinungen und Vorgängen.
- *Tui Na* – Tui Na bedeutet Drücken und Greifen. Diese chinesische Massage berücksichtigt den Verlauf der Meridiane und geht auf Akupressurpunkte ein. Sie beinhaltet darüber hinaus chiropraktische Verfahren zum Einrenken von Gelenken und Knochen.
- *Yin und Yang* – Die passive und die aktive, die versorgende und die kreative Tendenz in der Welt. Die eine kann es nicht ohne die andere geben.

## Literatur

*Bettschart, Glaeske, Langbein, Saller, Skalnik:* Bittere Naturmedizin; Wirkung und Bewertung der alternativen Behandlungsmethoden, Diagnoseverfahren und Arzneimittel, Kiepenheuer & Witsch Köln 1995

*Daiker, Ilona/Barbara Kirschbaum:* Die Heilkunst der Chinesen, Rororo Reinbek bei Hamburg 1997

*Durrell, Lawrence:* Das Lächeln des Tao, Dianus-Trikont Verlag München, 1980; Goldmann Verlag München 1987

*Gach, Michael R.:* Heilende Punkte, Knaur Verlag München 1992

*Kaptchuk, Ted. J.:* Das große Buch der chinesischen Medizin, Barth Verlag, Bern, München, Wien 1990, Heyne Verlag München 1996

*Lao-tse:* Tao Te King, Diederichs Verlag München 1993

*Leung, Albert Y.:* Chinesische Heilkräuter, Diederichs Verlag Köln 1985

*Liao, Waysun:* Die Essenz des T´ai Chi, Knaur Verlag München 1996

*Porkert, Manfred:* Die chinesische Medizin, Econ Verlag Düsseldorf 1989

– Lehrbuch der chinesischen Diagnostik, Acta Medicinae Sinensis 1983

*Needham, Joseph:* Wissenschaft und Zivilisation in China, Suhrkamp Verlag Frankfurt am Main 1988

*Reid, Daniel. P.:* Chinesische Naturheilkunde, Orac Verlag Wien 1988

*Schnorrenberger, Claus C.:* Lehrbuch der chinesischen Medizin für westliche Ärzte, Hippokrates Verlag Stuttgart 1985

*Stiefvater, Erich W.:* Chinesische Atemlehre und Gymnastik, Haug Verlag Heidelberg 1985

*Stux, Gabriel:* Grundlagen der Akupunktur, Springer Verlag Berlin, Heidelberg, New York, Tokyo 1986

*Wilhelm, Richard (Übers.):* I Ging, Text und Materialien. Diederichs Verlag München 1978

## Register